LA CUISINE SAVEUR

POUR MINCIR EN BEAUTÉ

Paru dans Le Livre de Poche :

MINCIR EN BEAUTÉ LÀ OÙ VOUS VOULEZ

IREN
Institut de recherche européen sur la nutrition
21, rue Royale, 75008 Paris
15, rue d'Elbeuf, 76100 Rouen
Téléphone (centralisé) : 02 35 73 09 23

ISBN : 978-2-253-08438-9 – 1re publication LGF.

Dr Alain Delabos
Guylène Neveu-Delabos

LA CUISINE SAVEUR

POUR MINCIR EN BEAUTÉ

grâce à la morpho-nutrition

Albin Michel

Avertissement

Cet ouvrage est un **livre de recettes minceur différent.**

■ Ce recueil de recettes n'est pas destiné à maigrir mais à vous permettre de mincir si vous êtes trop gros ou, à l'inverse, de reprendre du poids si vous êtes trop maigre, à condition dans les deux cas de suivre strictement les règles de la *chrono-nutrition* et les conseils de la *morpho-nutrition.*

■ Toutes les quantités des recettes (conçues pour une personne mesurant 1,70 m) doivent être adaptées à votre morphologie et à votre activité. Pour cela, lisez attentivement le chapitre « Les bases », p. 14, et remplissez votre fiche « Journée type personnelle », p. 24. Elle vous servira de référence.

Ce livre va vous permettre de mincir là où vous voulez sans vous priver, en mangeant tous les aliments habituellement interdits par les régimes classiques... mais au bon moment.

Car **tout aliment est bénéfique s'il est consommé en fonction de l'horloge biologique du corps**, donc au bon moment de la journée. Ses principes essentiels peuvent alors parvenir jusqu'à leur site d'action cellulaire, alors que le même aliment, pris à un autre moment de la journée, s'oriente vers une voie de stockage et se transforme en graisse ou en cellulite.

1 petit bol chinois = 25 cl

1 verre = 15 cl

Sommaire

Message de bienvenue

aux gourmands et gourmandes, aux gourmets et... gourmettes

Bonjour à toutes celles et tous ceux qui désespèrent de maîtriser leur appétit et souhaitent perdre des centimètres sans abandonner pour cela leur joie de vivre.

Re-bonjour à toutes celles et tous ceux qui, nous ayant déjà lus, testés, suivis et appréciés, veulent continuer à suivre les principes de la *morpho-nutrition* et se régaler en notre compagnie sans perdre leur minceur.

À celles-ci comme à ceux-là, nous apportons dans cet ouvrage la solution inespérée à leurs tourments caloriques, leurs déchirements gustatifs et leur expansion volumétrique autant que pondérale.

Découvrez un livre de recettes minceur différent

Ce livre va vous permettre d'appliquer au quotidien un art de mincir sans vous priver, en mangeant tous les aliments habituellement interdits par les régimes classiques... mais au bon moment et à **condition de respecter les règles de la *chrono-nutrition*, car tout aliment est bénéfique s'il est consommé en fonction de l'horloge biologique du corps**, donc au bon moment de la journée. Ses principes essentiels peuvent alors parvenir jusqu'à leur site d'action cellulaire, alors que le même aliment, pris à un autre moment de la journée, s'oriente vers une voie de stockage et se transforme en graisse ou en cellulite.

• Les habitués, qui ont déjà lu dans l'ordre *Mincir sur mesure grâce à la chrono-nutrition*, *230 recettes pour mincir sur mesure*, puis *Mincir en beauté là où vous voulez grâce à la morpho-nutrition*, pourront continuer à se régaler sans se lasser, en découvrant les nouveaux plats savoureux contenus dans cet ouvrage.

• Et aux petits nouveaux qui découvrent la *chrono-nutrition* et la *morpho-nutrition* grâce à ce livre de recettes, nous proposons d'en finir avec l'insoutenable grand écart intellectuel entre gourmandise et minceur.

Nous leur indiquons les bases de la *Rééducation alimentaire naturelle*, dont le résultat pratique de quinze années de recherches validées depuis cinq ans par les travaux de l'IREN (Institut de recherche européen sur la nutrition) va leur permettre d'associer gourmandise et raison.

Car nous avons maintenant prouvé des centaines de milliers de fois que chacun d'entre vous peut manger à sa faim, se nourrir selon ses goûts et être mince, à la seule condition de respecter les principes de la *chrono-nutrition* énoncés dans mon premier livre *Mincir sur mesure*. Et comme une bonne nouvelle ne vient jamais seule, non seulement on pourra satisfaire son appétit à son gré et gérer son poids, mais on pourra également maîtriser sa silhouette – c'est-à-dire ses volumes – en suivant les règles simples de la *morpho-nutrition* conseillée dans mon second livre *Mincir en beauté*.

À chaque ouvrage technique traitant de la nutrition, nous avons donc joint un livre de recettes toutes plus agréables les unes que les autres, vous permettant de tenir aujourd'hui entre vos mains *La Cuisine saveur pour mincir en beauté*, qui succède aux *230 recettes gourmandes pour mincir sur mesure*.

Ces nouvelles recettes sont destinées, comme les précédentes, à vous faire oublier avec bonheur la diététique et à jeter aux orties, sans regrets, les mets sans saveur, les plats insipides et autres nourritures tristes à pleurer.

Retrouvez le bonheur de manger avec plaisir

Le but essentiel de ce second livre de recettes est en effet de vous faire oublier toute contrainte et de vous apprendre à restructurer votre alimentation sans risque de carences.

Grands ou petits, gras ou maigres, affamés ou non, vous apprendrez ou continuerez à manger naturellement, accédant ainsi toutes et tous à la minceur, sans jamais plus avoir l'impression de vous priver ni, à l'inverse, éprouver la sensation d'avoir trop mangé.

Vous n'aurez ainsi plus, les uns et les autres, à faire preuve de courage et encore moins d'héroïsme, son fugace paroxysme, en vous imposant un régime, ce qui vaudra mieux pour vous comme pour votre entourage. Ces vertus se trouvent hélas en effet vite épuisées par les tentations du quotidien, perfides génératrices de dérapages incontrôlés eux-mêmes responsables de remords et de fâcheuses sautes d'humeur !

Notre but essentiel est de vous faire retrouver, grâce à nos livres de recettes, les joies simples d'une alimentation naturelle et sans interdits aussi punitifs qu'inutiles. Ainsi, deux plats chaleureux comme la choucroute ou le cassoulet, auxquels certains attribuent à tort le même symbolisme tentateur que le cochon de saint Antoine, se trouveront en bonne place dans nos riches déjeuners d'hiver, sans regrets ni remords.

Aucune fantaisie ne vous sera non plus refusée dans les accommodements et les sauces de vos plats préférés, à condition de respecter les bonnes quantités et les bonnes proportions des aliments qui les composeront.

Respectez les schémas alimentaires de la *morpho-nutrition*

Pour que ce livre soit efficace, il vous faudra bien entendu respecter le schéma nutritionnel de base (p. 14) et lire attentivement tous les conseils donnés pour chaque moment de la journée : petit déjeuner (p. 25), déjeuner (p. 72), goûter (p. 145), dîner (p. 188).

Vérifiez votre état de santé biologique

Avant de commencer cette rééducation alimentaire, je vous invite à demander à votre médecin traitant de procéder à un bilan biologique.

Ce bilan devra vérifier qu'il n'existe pas une éventuelle anomalie dans le fonctionnement de votre métabolisme.

Mais rassurez-vous toutes et tous :

C'est seulement si vous êtes sujets à un diabète insulinodépendant ou à une hypercholestérolémie importante qu'il vous faudra restreindre un peu le choix des recettes proposées dans ce livre, en prenant bien soin de lire les paragraphes « Bon à savoir » placés après les recettes. Vous saurez ainsi à quoi vous en tenir sur ce qui vous est permis et ce qui ne l'est pas.

En revanche, si votre bilan a révélé des carences causées par un régime amaigrissant ou de mauvaises habitudes alimentaires, puiser dans nos recettes avec bonheur vous aidera à retrouver votre équilibre nutritionnel, joignant ainsi l'utile à l'agréable !

Bilan biologique	
ORGANES	EXAMENS BIOLOGIQUES
FOIE	• Cholestérol • Triglycérides • Gamma GT
PANCRÉAS endocrine PANCRÉAS exocrine	• Glycémie • Amylasémie
REINS	• Créatinine • Acide urique
SANG	• Hb Alc • Ferritine
THYROÏDE	• T4
HYPOPHYSE	• TSH
MOELLE OSSEUSE	• NFS

Toute anomalie constatée devra être prise au sérieux ; il faudra alors faire un bilan plus approfondi, dont les résultats pourront obliger à certaines restrictions alimentaires, comme je l'indique dans *Mincir sur mesure*, ou au contraire accentuer la fréquence de certains aliments en cas de carences, ce qui sera un des sujets de mon prochain livre.

Les bases

Qu'est-ce que la *chrono-nutrition*

La *chrono-nutrition* est l'art et la manière de **manger de tous les aliments, aux moments de la journée où ils seront les plus utiles**, afin de satisfaire chaque jour les besoins en énergie de notre organisme, sans que les aliments et les graisses ne soient pour autant stockés dans certaines parties du corps, créant ainsi des rondeurs malvenues.

Il s'agira donc de répartir de manière raisonnée les aliments et les proportions en fonction du moment de la journée où ils seront absorbés, de votre activité, de votre taille et de l'intensité de votre appétit.

Un schéma ancestral

Pour parvenir à équilibrer son alimentation au cours de la journée, il suffit de suivre les rythmes naturels du corps. Car la *chrono-nutrition* est l'application à l'être humain moderne des critères de nutrition millénaires que la civilisation lui a fait perdre. En cela, elle s'adapte très précisément à la *chrono-biologie* du corps.

L'être humain primitif était carnivore-fructivore et suivait un schéma alimentaire journalier et saisonnier qui assurait sa survie.

Si on se réfère aux études des paléontologues, il apparaît que l'être humain primitif, régi par ses pulsions instinctives, suivait pour se nourrir une immuable chronologie quotidienne de la nutrition. Carnivore-fructivore, cet être primitif était chasseur et cueilleur, conditionné pour :

- boire au lever ;
- chasser et tuer sa proie ;
- manger toujours en premier, dans celle-ci, les abats, organes riches en graisses, puis les entrailles (remplies de végétaux prédigérés riches en sucres lents s'il s'agissait d'animaux herbivores) ;
- laisser ensuite la proie se ressuyer à l'air, au vent et au soleil, puis manger les muscles riches en protéines ;
- enfin, à la réapparition de l'appétit dans la journée, cueillir fruits, graines ou racines suivant les saisons et l'environnement.

Un animal carnivore-fructivore va manger inéluctablement :

- **gras le matin ;**
- **dense le midi ;**
- **sucré l'après-midi.**

Pour plus d'explications, lire le chapitre « Quand la science s'applique au quotidien », dans *Mincir sur mesure*, p. 253.

Changement de mode de vie, changement de mode d'alimentation

Au cours des millénaires, ce schéma alimentaire naturel simple s'est progressivement modifié et, surtout, compliqué, car nous sommes passés depuis bien longtemps de l'être primitif à l'*Homo nobilis* actuel.

Nos habitudes de vie ont, en effet, très nettement évolué, notamment en raison d'une activité prolongée et plus intense, justifiant l'apparition d'un repas du soir et la modification du repas de l'après-midi ; en outre, la longévité de l'être humain s'est considérablement allongée au cours des siècles, malgré une augmentation notable de son activité quotidienne.

Si l'amélioration de nos conditions de vie ne nécessite plus d'aussi grosses dépenses d'énergie pour lutter contre le froid, la chaleur et tous les aléas d'un environnement terriblement hostile, nous en déployons quotidiennement au moins autant dans des activités plus longues et tout aussi stressantes.

Pour assurer une bonne stabilité à son organisme, l'homme moderne va donc manger gras le matin, dense (c'est-à-dire « lourd » au sens « pesant », et non pas « gras ») le midi, sucré l'après-midi et léger le soir.

Avec les nutritionnistes et chercheurs de l'IREN, nous avons intercalé entre midi et soir le goûter, que chaque parent donne très intelligemment à ses enfants... mais que les adultes négligent trop souvent, et nous avons ajouté à ce rythme naturel un repas du soir léger, qui tient compte de l'évolution des modes de vie et s'ajoutera au rythme nutritionnel primitif.

La *chrono-biologie* des hommes et des femmes d'aujourd'hui

La *chrono-biologie* se réfère aux sécrétions enzymatiques et hormonales de l'organisme humain, dont les variations ou les apparitions sont inéluctablement réglées par des stimuli horaires d'activité, de lumière ou de nuit, de veille ou de sommeil, de froid ou de chaud, de faim ou de satiété.

Les scientifiques ont ainsi déterminé avec précision certains stimuli fondamentaux chez l'être humain : lever du soleil, coucher du soleil, fatigue, soif, faim et, récemment, des stimuli liés à la mise en route ou la fin d'activité des différents organes digestifs.

À chaque stimulus correspond le déclenchement des sécrétions enzymatiques en parfaite harmonie avec les besoins énergétiques et caloriques de l'être humain, qui eux-mêmes correspondent aux besoins de fonctionnement de son organisme, selon le schéma suivant :

Le matin

- forte sécrétion de lipases afin de métaboliser les graisses qui seront utilisées pour fabriquer les parois cellulaires ;
- sécrétion des protéases afin de métaboliser les protéines nécessaires à l'élaboration des structures cellulaires ;
- sécrétion d'insuline et mise en route de l'utilisation des sucres lents afin d'assurer progressivement les transferts.

Le midi

- sécrétions des protéases et des amylases ;
- assimilation des protéines cellulaires ;
- stockage des réserves protéiques et des globulines de défense.

L'après-midi

Apparition d'un pic insulinique permettant l'utilisation des sucres rapides et semi-rapides pour éviter le déstockage des protéines et compenser la fatigue liée au fonctionnement des organes.

Le soir

Il y a beaucoup moins de sécrétions digestives, ce qui ralentit considérablement l'assimilation des aliments, et l'organisme, attaquant sa période de restructuration cellulaire, ne sera plus en mesure de métaboliser des apports nutritionnels trop riches. Conséquence fâcheuse pour la silhouette, ce qu'on ne métabolise pas va être stocké !

De la *chrono-nutrition* à la *morpho-nutrition*

Nos formes sont le reflet fidèle de nos habitudes alimentaires. Les différents aliments – viande, poisson, œufs, féculents, salades, sucres ou autres –, lorsqu'ils sont consommés au mauvais moment de la journée, choisissent leur lieu de stockage dans notre corps.

La *morpho-nutrition* est l'art et la manière de maîtriser parfaitement sa silhouette en respectant les règles de la *chrono-nutrition*. Elle en est l'extrapolation et prendra sa suite pour ajouter la beauté au bien-être.

Rien de plus facile que de jouer sur les quantités ingérées pour diminuer ou augmenter les volumes de son corps, afin d'atteindre ce fameux morphotype idéal dont je parle dans *Mincir en beauté* en évitant les pièges d'une nourriture mal équilibrée dont les excès ou les carences conduiront à des modifications plus ou moins esthétiques de la silhouette.

Ainsi :

– trop de légumes donnent trop de hanches et de cuisses ;

– trop de sucre donne trop de seins et de fesses ;

– trop de féculents donnent trop de ventre ;

– beaucoup de viande donne beaucoup de poitrine ;

– trop de gâteaux alliant farine, sucre et gras donnent du ventre et des seins.

– les grignotages donneront, selon ce qu'ils contiennent, du ventre, des hanches, des seins ou les trois ;

– les desserts associant sucres et gras seront générateurs de trop de seins, trop de ventre et de trop de hanches ! La pire de toutes les silhouettes, dans la mesure où elle risque de s'accompagner plus tard d'anomalies biologiques : diabète et hypercholestérolémie dits de surcharge, c'est-à-dire seulement liés aux erreurs nutritionnelles et à l'excès de poids ;

– ne pas manger de viande donnera une silhouette décharnée, la rançon du végétalisme étant l'anémie, qui se traduit par des problèmes de fatigabilité, fragilisation des cheveux, essoufflement, morosité, manque de confiance en soi, voire dépression chronique et rhino-pharyngites à répétition chez les jeunes enfants.

Grâce au respect de la *chrono-biologie*, cette alimentation permettra à chacun de reprendre progressivement une alimentation normale en respectant des quantités, des proportions et des assemblages d'aliments, corrigeant ainsi sans souffrir les anomalies constatées.

Que manger ?

Nous l'avons dit dans les pages précédentes, l'important c'est de manger :

- gras le matin ;
- dense le midi ;
- sucré l'après-midi ;
- léger le soir.

Grâce à ce schéma nutritionnel de base, vous démarrez la journée en offrant à votre corps le taux de lipides nécessaire pour tenir toute la matinée. Le fait de manger dense à midi et sucré au goûter vous permettra de contrôler votre faim en vous empêchant de grignoter à toute heure de l'après-midi. De plus, cela vous évitera de trop manger le soir, erreur très répandue qui conduit forcément à une prise de poids intempestive.

Et à quelle heure ?

Il faudra en effet respecter certains horaires :

– le matin : prenez votre petit déjeuner dans l'heure qui suit le lever ;

– le midi : déjeunez dans les 4 à 6 heures qui suivent ;

– l'après-midi ou en début de soirée : goûtez au moins 4 heures après le déjeuner et aussi tard que vous le voudrez ;

– le soir : vous dînerez à la fin de votre journée d'activité, mais seulement si vous avez faim.

D'une manière générale, la composition des repas se fera donc ainsi :

Petit déjeuner :	fromage pain beurre
Déjeuner :	viande féculents
Goûter :	gras végétaux fruits et dérivés sucrés
Dîner :	poisson ou fruits de mer ou un peu de viande blanche légumes verts

2 repas joker par semaine

Pensez aussi que vous avez droit à deux repas joker dans la semaine et que vous pourrez à ce moment-là laisser libre cours à vos envies... Tout est permis.

Pour vous guider, voici une journée type, selon les principes de l'IREN. Attention : les quantités sont à adapter en fonction de votre taille et de votre activité. Pour connaître les quantités qui vous sont recommandées, reportez-vous aux tableaux :

Petit déjeuner, p. 27.
Déjeuner, p. 76-77.
Goûter, p. 146.
Dîner, p. 190-191.

Quelques petits conseils

À lire attentivement avant de nouer votre tablier... même si vous nous connaissez déjà.

Vous avez fait courageusement le point sur votre morphotype actuel en lisant *Mincir en beauté*, constaté le chemin à parcourir pour avoir un corps aux formes harmonieuses, et peut-être séché quelques pleurs. Ne vous désolez pas si les dégâts constatés sont assez importants, vous en serez en effet seulement quittes pour un apprentissage un peu plus long.

D'autre part, vous allez très vite vous rendre compte avec bonheur que la solution proposée, si elle nécessite de la discipline, ne vous empêchera en aucun cas de rester gourmands et gourmandes, comme je vous l'ai promis au début du présent ouvrage.

Pour continuer à vous guider vers la minceur dont vous rêvez, voici en effet 210 nouvelles recettes élaborées par mon épouse Guylène, toutes plus innovantes les unes que les autres, parfois surprenantes mais jamais difficiles à réaliser et surtout délicieuses.

Vous pourrez ainsi préparer des plats rapides, dont les prix restent dans l'ensemble très abordables et à la portée de toutes les bourses.

J'ai cependant quelques recommandations préalables à vous faire :

– Même si vous n'avez aucun problème de métabolisme ou de carences, faites attention à bien lire les « bon à savoir » notés en dessous de chaque recette, avant de réaliser celle-ci. Certaines recettes sont en effet interdites aux diabétiques, d'autres aux gens souffrant d'excès de cholestérol ou encore d'excès d'acide urique, affection plus connue sous le nom de « goutte ». Mais ces « bon à savoir » donnent également d'autres renseignements utiles pour toutes et tous.

– Les recettes ont été créées pour une personne mesurant 1,70 m et ayant un métier actif. Pour tous les autres cas, consultez les tableaux de quantités recommandées pour chaque repas. Tenez compte de votre taille et de votre activité pour définir les quantités d'aliments auxquelles vous avez droit. En respectant ces quantités, vous serez assurés de pouvoir vous régaler tout en gérant au mieux votre poids, votre silhouette et votre santé.

– Regardez bien les pictogrammes inscrits à côté des recettes : ce petit dessin vous sera utile pour déguster un plat au bon moment de la journée. Vous noterez que certaines recettes comportent deux pictogrammes et peuvent donc être réalisées aussi bien pour le déjeuner que pour le dîner. Dans ce cas, vous trouverez dans la rubrique « bon à savoir » des indications sur les modifications à effectuer sur les proportions et l'accommodement, selon que ces plats seront consommés au déjeuner ou au dîner.

La journée type

Attention : les quantités varient selon votre taille et votre activité physique. Remplissez votre feuille de journée type personnelle (page suivante) après avoir consulté les tableaux correspondant à ces repas.

Le petit déjeuner (tableau p. 27)
- 60 à 140 g de tous les fromages qu'on voudra ;
- 50 à 90 g de pain frais ou grillé ;
- 10 à 20 g de beurre doux ou salé ;
- thé, café, infusion, tisane, eau plate ou pétillante... sans lait ni sucre.

Le déjeuner (tableau p. 76-77)
- 150 à 290 g de viande rouge ;
- ou 170 à 310 g de charcuterie ;
- ou 190 à 350 g de viande blanche ou volaille ;
- ou 1 à 7 œufs en omelette, durs, mollets, brouillés... ;
- ou 100 à 150 g de poisson et 100 à 150 g de viande ;
- 1/2 à 2 petits bols chinois de féculents cuits (pâtes, riz, purée, frites...), chauds ou froids, même au beurre ou en vinaigrette. On peut remplacer par 50 g de pain.

Le goûter
À partir de 16 heures et aussi tard qu'on voudra :
- **des gras végétaux :**
- 30 g de chocolat noir ;
- ou 1/2 petit bol chinois de graines non salées (noix, noisettes, pignons, sésame, noix de pécan, pistaches, cacahuètes, noix de cajou...) ;
- ou 1/2 petit bol chinois d'olives ;
- ou 1 avocat au sucre ou à la vinaigrette.
- **des fruits et dérivés sucrés :**
- 1 petit bol chinois de fruits frais ;
- ou 1/2 petit bol chinois de fruits secs (raisins, abricots, figues, dattes, fruits exotiques...) ;
- ou 2 pommes cuites avec confiture, miel, sirop d'érable, etc. ;
- ou 2 grands verres de jus de fruits naturel...

Le dîner (tableau p. 190-191)
- si l'on n'a pas faim : rien... à condition de penser à boire ;
- si l'on a une petite faim : poisson maigre ou fruits de mer à volonté ;
- ou 190 à 270 g de viande blanche ou volaille, de préférence sans sauce ;
- si l'on a très faim : poisson gras à volonté, en sauce ou pas ;
- 1/2 petit bol chinois à 1 bol de 33 cl de légumes verts toujours cuits en hiver, cuits ou crus en été, et qui peuvent être dans les deux cas en vinaigrette.

Les boissons
Je l'ai dit pour le petit déjeuner, et c'est valable pour toute la journée, tous les jours de la semaine, on boira à volonté : eau plate ou pétillante, thé, café, tisane sans lait ni sucre et, bien entendu, aucune autre boisson, pas plus alcoolisée qu'artificielle. Donc pas de vin, à l'exception bien sûr des deux repas joker.

2 repas joker par semaine
Pensez aussi que vous avez droit à deux repas joker dans la semaine et que vous pourrez à ce moment-là laisser libre cours à vos envies... Tout est permis.

La journée type personnelle

selon votre taille et votre activité

Consultez les tableaux correspondant aux différents repas et inscrivez les quantités recommandées, selon votre taille et votre activité physique.

Le petit déjeuner (tableau p. 27)
- .... g de tous les fromages qu'on voudra ;
- .... g de pain frais ou grillé ;
- 10 à 20 g (selon votre goût) de beurre doux ou salé ;

+ (si matinée longue).......... œufs et/ou .... g de charcuterie ;
- thé, café, infusion, tisane, eau plate ou pétillante... sans lait ni sucre.

Le déjeuner (tableau p. 76-77)
- .... g de viande rouge ;

– ou .... g de charcuterie ;
– ou .... g de viande blanche ou volaille ;
– ou .... œufs en omelette, durs, mollets, brouillés... ;
– ou .... g de poisson <u>et</u> .... g de viande ;
- .... petit bol chinois de féculents cuits (pâtes, riz, purée, frites...), chauds ou froids, même au beurre ou en vinaigrette. On peut remplacer par 50 g de pain.

Le goûter
À partir de 16 heures et aussi tard qu'on voudra, c'est le même pour tout le monde !
- **des gras végétaux :**

– 30 g de chocolat noir ;
– ou 1/2 petit bol chinois de graines <u>non salées</u> (noix, noisettes, pignons, sésame, noix de pécan, pistaches, cacahuètes, noix de cajou...) ;
– ou 1/2 petit bol chinois d'olives ;
– ou 1 avocat au sucre ou à la vinaigrette.
- **des fruits et dérivés sucrés :**

– 1 petit bol chinois de fruits frais ;
– ou 1/2 petit bol chinois de fruits secs (raisins, abricots, figues, dattes, fruits exotiques ;
– ou 2 pommes cuites avec confiture, miel, sirop d'érable, etc. ;
– ou 2 grands verres de jus de fruits naturel...

Le dîner (tableau p. 190-191)
- si l'on n'a pas faim : rien... à condition de penser à boire ;
- si l'on a une petite faim : poisson maigre ou fruits de mer à volonté ;

– ou .... g de viande blanche ou volaille, de préférence sans sauce ;
- si l'on a très faim : poisson gras à volonté, en sauce ou pas ;
- .... de légumes verts toujours cuits en hiver, cuits ou crus en été, et qui peuvent être dans les deux cas en vinaigrette.

Les boissons
Je l'ai dit pour le petit déjeuner, et c'est valable pour toute la journée, tous les jours de la semaine, on boira à volonté : eau plate ou pétillante, thé, café, tisane sans lait ni sucre et, bien entendu, aucune autre boisson, pas plus alcoolisée qu'artificielle. Donc pas de vin, à l'exception bien sûr des deux repas joker.

2 repas joker par semaine
Pensez aussi que vous avez droit à deux repas joker dans la semaine et que vous pourrez à ce moment-là laisser libre cours à vos envies... Tout est permis.

Le petit déjeuner

Les fondations de la journée

Ne vous privez surtout pas de commencer la journée en beauté et sachez que si vous ne le faites pas, la fin de matinée risque d'être pénible !

Le petit déjeuner constitue la base nutritionnelle de la journée, destinée à donner à l'organisme les premiers éléments de sa reconstruction quotidienne. Je l'ai doté d'un maximum d'énergie sous la forme la plus concentrée possible afin de ne pas surcharger l'organisme en évitant ainsi au corps de rater son décollage vers une matinée active.

Comme je l'explique dans mes ouvrages précédents, si vous ratez, ou pire si vous sautez le premier repas d'une journée normale, vous fausserez la *chrono-biologie* de celle-ci et ne pourrez plus prétendre maîtriser votre poids et votre volume, ni gérer correctement votre santé.

Vous connaissez tous l'adage : « L'avenir appartient aux gens qui se lèvent tôt. »

J'en ajouterai deux autres issus de mon expérience de gériatre : « C'est en vous levant tôt que vous vivrez vieux » et surtout : « Bougez régulièrement, vous vieillirez moins vite. »

Avis donc aux inactifs et aux retraités : si, pour m'obéir, vous avez pris votre petit déjeuner suffisamment tôt, vous êtes priés de ne pas vous recoucher après. Ne riez pas, les actifs, car c'est hélas trop souvent le cas et j'ai bien du mal parfois à obtenir qu'on m'écoute. Gardez donc bien tous cela en mémoire, que ce soit pour bientôt ou pour beaucoup plus tard suivant votre âge actuel.

Menu du petit déjeuner

(pour une personne mesurant 1,70 m, ayant un métier actif)

Matinée normale	*Matinée longue* *ajouter*
• **100 g de fromage** ;	• 2 œufs ;
• **70 g de pain** ;	et/ou
• **20 g de beurre** ;	• 100 g de charcuterie ;

– **Thé, café, infusion, tisane ou eau plate ou pétillante à volonté, sans sucre ni lait.**

Les quantités de ce petit déjeuner qui démarre la journée seront assujetties à votre taille. Cependant, je ne le répéterai jamais assez, si vous vous recouchez après l'avoir pris ou si vous le prenez trop peu de temps avant le déjeuner, vous risquez fort, dans les deux cas, de subir un fâcheux effet de stockage.

N'oubliez pas qu'il faudra de toute façon au moins 4 à 6 heures d'intervalle entre ce premier repas de la journée et le deuxième et que les quantités seront en fonction essentiellement de votre taille afin de vous fournir l'apport énergétique correspondant à vos besoins personnels.

On tiendra simplement compte, qu'il s'agisse de grands ou de petits, d'hommes ou de femmes, d'enfants ou d'adultes, de jeunes ou de vieux - d'une éventuelle durée anormalement longue entre le petit déjeuner et le déjeuner.

Si en prenant les quantités conseillées on s'aperçoit qu'on a eu très faim au moins 1 h 30 avant le second repas, on s'autorisera alors la faculté d'ajouter 1 ou 2 œufs ou de la charcuterie aux petits déjeuners suivants, mais dans tous les cas on ne doit jamais augmenter ou réduire les quantités de fromage sans l'avis d'un ou d'une chrono-nutritionniste.

La quantité de beurre sera, selon vos goûts, comprise entre 10 et 20 g, sans suppression ni excès. Le beurre sera doux ou salé selon vos goûts, sauf si vous êtes sujet à l'hypertension artérielle.

Petit déjeuner

Quantités recommandées

Les quantités sont à respecter suivant votre taille et votre activité, que vous soyez homme ou femme, et jeune ou vieux, l'âge et le sexe ne devant pas entrer en ligne de compte.

	Matinée normale			Matinée longue
Votre taille	Fromage	Pain	Beurre	+ Œufs et/ou charcuterie
1,50 m	60 g	50 g	10 à 20 g	1 ou 60 g
1,60 m	80 g	60 g	10 à 20 g	1 et/ou 80 g
1,70 m	100 g	70 g	10 à 20 g	2 et/ou 100 g
1,80 m	120 g	80 g	10 à 20 g	3 et/ou 120 g
1,90 m	140 g	90 g	10 à 20 g	4 et/ou 140 g

Bien entendu, on peut panacher ses fromages et les répartir en 5 parts de 20 g sur autant de petites tranches de différents pains.

Notre petit déjeuner baptisé « petit déjeuner à la française » vous permettra de vous régaler avec les centaines de fromages que l'on peut choisir en France :

Pâtes molles à croûte lavée (maroilles, livarot, pont-l'évêque), pâtes pressées cuites (beaufort, comté, emmental), fromages fondus (aux noix, au jambon, aux fines herbes), pâtes molles à croûte fleurie (brie, camembert, coulommiers), pâtes persillées (roquefort, bleu d'Auvergne, fourme d'Ambert), pâtes pressées non cuites (saint-nectaire, reblochon, cantal), chèvres (chabichou, rocamadour, pouligny-saint-Pierre)... et ajoutez même si vous le voulez à leur liste les fromages étrangers, qu'ils soient de Hollande, de Suisse ou d'ailleurs.

Je ne tiens pas compte des pourcentages en corps gras, préférant vous laisser le choix en fonction de leur saveur et de leur moelleux.

Suivez les saisons et découvrez ainsi les plaisirs d'un vacherin à l'automne, d'un bon chèvre au printemps...

La plupart des magasins offrent régulièrement des promotions, n'hésitez pas à en profiter et congelez les fromages, emballés dans de l'aluminium, la plupart d'entre eux le supportent très bien.

En tête de ces fromages faciles à congeler viennent ceux qui contiennent le moins d'humidité (comté, beaufort, tomme, saint-nectaire) puis les munsters, reblochons, chèvres et camemberts.

Sortez-les du congélateur la veille au soir et laissez-les à température ambiante, sans emballage.

Si le goût trop prononcé de certains fromages vous gêne, essayez des fromages doux type Kiri, Chavroux, Pavé d'Affinois ou Caprice des Dieux, lequel ne se mange pas à deux comme le clame la publicité, mais à trois... car il pèse 300 g.

Lancez-vous dans quelques préparations rapides : *croque-monsieur campagnard au brie de Meaux, tourte au munster, quiche au coulommiers, tartines beurrées au gratin de Leerdamer parfumées à la maniguette...*

Ne me dites pas maintenant que vous ne trouvez rien à votre goût dans ces savoureuses productions françaises ou étrangères !

Je vous rassure, 8 jours suffisent à les faire entrer sans souffrir dans vos habitudes alimentaires du matin, puis à les rendre indispensables à votre bien-être.

Ce petit déjeuner gourmand va vous permettre de faire face largement à toutes les fatigues et les dépenses d'énergie de la matinée et d'attendre ainsi avec une parfaite décontraction le repas du midi.

N'oubliez pas que, si vous êtes voyageur d'affaire ou touriste, tous les hôtels internationaux proposent un petit déjeuner qui permet de rester dans les principes de la *chrono-nutrition.*

Petit déjeuner à l'anglaise

- 2 œufs sur le plat ;
- 2 tranches de jambon ;
- 4 tartines de pain complet bien beurrées ;
- thé à volonté, sans sucre ni lait.

Petit déjeuner à l'allemande

– 2 œufs brouillés ou en omelette ;
– 2 saucisses (de Strasbourg, par exemple) ;
– 1 tranche de petit salé ;
– 70 g de pain de campagne ;
– café à volonté, sans sucre ni lait.

Sur ce schéma, les fantaisies hôtelières greffent, hélas, une importante quantité de sucres plus ou moins rapides contenus dans les jus de fruits, confitures, fruits frais ou secs, compotes, pains de mie, pains au lait, préparations céréalières, sans compter les sucres des yaourts et du lait qu'il faudra également exclure, la transformation du lactose en galactose inondant l'organisme de sucres, non pas lents comme certains le prétendent, mais retardés et prêts à l'emploi.

Le sucre, rappelons-le, est un carburant rapide et un merveilleux défatigant, pris au bon moment. Ainsi, dans l'après-midi, l'apparition d'une sécrétion d'insuline va faire chuter le taux de sucre dans le sang, provoquant de manière plus ou moins intense le « coup de pompe » ou la mauvaise humeur de la fin d'après-midi que vous éviterez grâce au goûter sucré.

En revanche, le matin, à l'heure du lever, même si parfois l'idée d'avoir à affronter la journée peut vous donner l'envie d'aller vous recoucher, il ne s'agit pas d'une fatigue liée à un manque de sucres rapides, mais de la bien connue asthénie psychique du réveil traduisant une difficulté de mise en route.

Les meilleurs starters de votre mise en train seront le café et sa caféine, le thé et sa théine, mais ne vous contentez pas de ces boissons toniques et associez-les à des corps gras utiles, des protéines animales, des protéines végétales et des sucres lents permettant de prolonger leur effet « coup de fouet ».

Réservez donc les aliments sucrés pour d'autres moments de la journée. Par exemple, pour dissiper le coup de pompe ou la mauvaise humeur de fin d'après-midi.

N'ayez pas peur de manquer de vitamine C et rassurez-vous, celle-ci est présente dans le pain en quantité suffisante pour démarrer vos activités quotidiennes.

Mais l'être humain étant par nature aussi complexe qu'imprévisible et ses goûts à l'avenant, il reste le problème de celles et ceux qui n'aiment pas notre petit déjeuner « à la française ».

Pour ceux et celles-là nous avons donc préparé des petits déjeuners dont tout le monde pourra profiter à son goût et suivant sa fantaisie.

Et si...

Vous n'aimez pas le fromage

Cachez-le dans des croque-monsieur, des tourtes, des gâteaux salés.

Essayez un petit bol chinois de fromage blanc additionné de condiments, aromates, poivre, sans oublier une bonne cuillerée à soupe de crème fraîche, car le fromage blanc ne contient pas assez de lipides pour répondre à la quantité souhaitable le matin.

Si on aime la fraîcheur

- 1 petit bol chinois de fromage blanc
- + 1 cuil. à soupe de crème fraîche
- + 1 cuil. à café de basilic ciselé

Vous n'aimez pas le pain

On peut le remplacer par des compositions pâtissières salées, fourrées au fromage, à base de pâte brisée ou feuilletée. Mais surtout ni céréales ni biscuits, qui contiennent des sucres rapides.

Vous n'aimez pas le beurre

Augmentez de 20 g votre part de fromage. Vous retrouverez la vitamine A dans d'autres aliments au cours de la journée (foie, jaune d'œuf, lait, carottes, épinards, tomates, abricots...)

Vous mettrez alors directement ce fromage sur le pain et vous pourrez même utiliser du fromage à tartiner bien qu'il soit loin d'être parmi les meilleurs pour un gourmet.

Ainsi commencée par un solide petit déjeuner, la matinée, même si elle est bien remplie, vous paraîtra d'emblée beaucoup moins longue.

Au bout de quelques jours, vous vous apercevrez que vous êtes délivré de cette fringale classique qui vous poussait au bout de quelques heures à regarder votre montre dans l'attente d'une ruée sauvage vers un déjeuner salvateur. Faites preuve d'imagination, variez vos tartines de fromage à l'infini et parcourez le monde de votre table en découvrant chaque jour de nouvelles saveurs...

Si la matinée est trop longue

Exceptionnellement, si vous devez déjeuner très tard et que votre matinée est trop longue, vous pouvez boire dans l'heure qui précède votre déjeuner :

- 1 grand jus de fruit naturel

si possible un jus d'agrume (orange, clémentine, pamplemousse...)

Trio auvergnat de fromages au pain grillé

Pour 1 personne

Préparation : 5 min

Cuisson : 3 min

INGRÉDIENTS

- 1 tranche de 30 à 40 g de salers
- 1 tranche de 30 à 40 g de cantal
- 1 tranche de 30 à 40 g de saint-nectaire
- 20 g de beurre
- 3 tartines de pain de campagne (soit 70 g)
- Cumin
- Maniguette
- Carvi

- Mettre le gril du four à chauffer.
- Griller sur une face les 3 tartines, les retirer et les beurrer sur l'autre face.
- Enlever la croûte des 3 tranches de fromage et les déposer chacune sur la face beurrée des tartines.
- Parsemer le carvi sur le salers, la maniguette sur le saint-nectaire et le cumin sur le cantal.
- Remettre sous le gril les 3 tartines et les retirer dès que les fromages sont fondus.
- Ce petit déjeuner se mange chaud.

Bon à savoir

- *La maniguette est du poivre de Guinée, appelé également « graine de paradis », que l'on trouve dans les grandes surfaces.*

Les quantités sont mesurées pour une personne mesurant 1,70 m ayant un métier actif. Pour les adapter à votre cas, *voir p. 27.*

Tartines gratinées au Leerdamer parfumées à la maniguette

Pour 2 personnes

Préparation : 10 min

Cuisson : 5 min

INGRÉDIENTS

- 2 grosses tranches de 70 g chacune de pain de campagne
- 1 moulin de maniguette
- 200 g de Leerdamer
- 40 g de beurre

• Passer les deux tartines sous le gril du four pour les rôtir sur une face, les ressortir et les beurrer sur l'autre face.
• Couper le Leerdamer en fines lamelles.
• Recouvrir la face beurrée avec la moitié du Leerdamer sur chaque tartine et mouliner largement avec la maniguette.
• Remettre les tartines sous le gril du four et les ressortir quand le fromage est bien rôti.
• Déguster les tartines bien chaudes.

Bon à savoir

• *Un petit déjeuner pour habituer les enfants au fromage du matin mais il faudra tester leur goût en essayant la maniguette sur une des deux tartines la première fois.*
• *La maniguette est du poivre de Guinée, appelé également « graine de Paradis », que l'on trouve dans les grandes surfaces.*

Les quantités sont mesurées pour une personne mesurant 1,70 m ayant un métier actif. Pour les adapter à votre cas, *voir p. 27.*

Tartines grillées à la tomme d'Abondance et au massalé

Pour 2 personnes

Préparation : 6 min

Cuisson : 3 min

INGRÉDIENTS

250 g de tomme d'Abondance

40 g de beurre

Quelques pincées de mélange massalé

140 g de pain blanc coupé en longueur

• Mettre les deux tartines à griller au four et pendant ce temps couper le fromage en lamelles.
• Beurrer les tartines dès la sortie du four et les recouvrir à part égales avec les lamelles de tomme d'Abondance.
• Mouliner largement le massalé pour exalter la saveur fruitée du fromage.

Bon à savoir

• *La tomme d'Abondance est un fromage AOC fabriqué exclusivement avec le lait d'une vache savoyarde dont il porte le nom. Son goût fruité est très apprécié des enfants.*
• *Le massalé est un mélange d'épices broyées originaire de La Réunion : piment, coriandre, graines de fenouil, cannelle, clous de girofle.*
• *Les enfants préféreront peut-être ces tartines natures, mais faites-leur goûter une portion parfumée au massalé, vous serez surpris de les voir adorer !*

Les quantités sont mesurées pour une personne mesurant 1,70 m ayant un métier actif. Pour les adapter à votre cas, *voir p. 27.*

Cervelle de canut

Pour 2 portions

Préparation : 10 min

Ingrédients

- 200 g de fromage blanc à la faisselle
- 2 cuil. à café de vinaigre à l'estragon
- 1 échalote
- 1/2 botte de ciboulette
- 1 cuil. à café de persil plat haché
- 1 gousse d'ail débarrassée de son germe
- 1 cuil. à café d'huile d'olive
- 1 pincée de noix muscade
- Sel, poivre

- Éplucher l'échalote et la gousse d'ail, les hacher finement et ciseler la ciboulette.
- Prendre un saladier pour y battre le fromage blanc jusqu'à ce qu'il soit bien pâteux.
- Ajouter le vinaigre, l'huile d'olive, l'échalote, l'ail, le persil haché et la ciboulette ; bien mélanger le tout.
- Saler, poivrer, saupoudrer avec la pincée de noix muscade et mélanger à nouveau.
- Mettre au réfrigérateur.

Accompagnement

Servir avec deux grosses tartines de pain de campagne beurré.

Bon à savoir

- *Un savoureux déjeuner pour les amateurs de fromage blanc, qui se prépare la veille pour le lendemain matin.*
- *On n'oubliera pas d'utiliser un petit bol chinois pour y mettre la quantité nécessaire à chacun.*

Les quantités sont mesurées pour une personne mesurant 1,70 m ayant un métier actif. Pour les adapter à votre cas, *voir p. 27.*

Gougère

Pour 2 personnes

Préparation : 30 min

Cuisson : 25 à 30 min

INGRÉDIENTS

160 g de beaufort râpé

80 g de beurre

4 œufs

150 g de farine

1 pincée de noix muscade râpée

25 cl d'eau

Sel, poivre

• Dans une casserole verser les 25 cl d'eau, ajouter le beurre, le sel et le poivre et porter à ébullition.
• Verser alors la farine en pluie et mélanger énergiquement pour obtenir une pâte homogène.
• Mettre à feu doux, ajouter la pincée de muscade et continuer à bien remuer jusqu'à ce que la pâte se forme en boule.
• Mettez alors la casserole hors du feu, ajouter un à un les 4 œufs puis le fromage et bien mélanger.
• Mettre pendant ce temps le four à préchauffer à 210 °C (th. 7).
• Avec une cuil. à soupe former alors des boules, qu'on disposera sur une plaque antiadhésive.
• Enfourner et laisser cuire 25 à 30 min jusqu'à obtenir des petits choux.

Bon à savoir

• *Ce délicieux petit déjeuner est particulièrement recommandé aux personnes souffrant d'hypercholestérolémie auxquelles les œufs sont interdits le midi.*

Les quantités sont mesurées pour une personne mesurant 1,70 m ayant un métier actif. Pour les adapter à votre cas, voir p. 27.

Tartines savoyardes au morbier

Pour 1 personne

Préparation : 10 min

Cuisson : 20 à 30 min

INGRÉDIENTS

1 belle tranche de pain de campagne en tranches

1 portion de 100 g de morbier au lait cru

1/2 oignon épluché et haché finement

20 g de beurre

1 cuil. à café d'huile d'olive

1 cuil. à soupe de bouillon de volaille

Sel, poivre

• Dans une poêle antiadhésive mettre l'oignon à fondre dans le beurre chaud et dès qu'il est doré retirer la poêle du feu.
• Sur un plat à four antiadhésif poser la tranche de pain et la mouiller avec le bouillon de volaille, saler et poivrer légèrement.
• Poser dessus les tranches de morbier, recouvrir avec l'oignon fondu.
• Enfourner dans un four chauffé à 220 °C (th. 7) et faire cuire 20 à 30 min.

Bon à savoir

• *On peut préparer ce petit déjeuner le soir et le réchauffer le lendemain matin.*
• *Ou mieux encore, car cela sera encore meilleur, préparer les tartines la veille et les mettre au four le lendemain matin.*

Les quantités sont mesurées pour une personne mesurant 1,70 m ayant un métier actif. Pour les adapter à votre cas, voir p. 27.

Truffade d'Auvergne

Pour 2 personnes

Préparation : 10 min

Cuisson : 15 min

INGRÉDIENTS

4 petites pommes de terre bien lavées

40 g de lardons

160 g de tomme coupée en petites lamelles

2 cuil. à soupe d'huile de pépins de raisin

Sel, poivre

- Peler et couper en fines tranches les pommes de terre.
- Dans une poêle antiadhésive, faites rissoler les lardons puis les réserver.
- Mettre l'huile de pépins de raisin dans la poêle et ajouter les pommes de terre.
- Couvrir et surveiller la cuisson en remuant.
- En fin de cuisson (10 à 15 min) écraser les pommes de terre dans la poêle avec une cuil. en bois.
- Saler, poivrer, ajouter les lardons et les lamelles de tomme et bien mélanger le tout.
- On servira dans deux petits bols chinois pour y mettre la quantité nécessaire à chacun.

Bon à savoir

- *Ce copieux petit déjeuner n'a bien entendu pas besoin de pain ni de beurre pour l'accompagner.*
- *Il peut se préparer le soir et se garder au frais, protégé par un film alimentaire, pour être réchauffé au micro-ondes ou dans un four traditionnel.*

Les quantités sont mesurées pour une personne mesurant 1,70 m ayant un métier actif. Pour les adapter à votre cas, voir p. 27.

Crottin de Chavignol rôti aux pommes de terre

Pour 1 personne

Préparation : 10 min

Cuisson : 8 min

INGRÉDIENTS

1 crottin de Chavignol coupé en tranches

1 Röstiko's (galettes préfrites de pommes de terre râpées avec oignons) chez Picard surgelés

10 g de beurre

1 cuil. à café d'huile d'olive

• Dans une petite poêle antiadhésive faire fondre le beurre. Dès qu'il est transparent y mettre à saisir à feu vif la galette sur ses deux faces pendant 4 à 5 min, jusqu'à ce que chacune soit bien rissolée.

• Mettre la galette dans une petit assiette, poser par-dessus les tranches de crottin et enfourner dans un four à micro-ondes.

• Faire cuire 4 à 8 min à puissance maxi jusqu'à ce que le fromage soit bien coulant.

Bon à savoir

• *Le goût et la texture du crottin de Chavignol changent avec les saisons.*

Au printemps il est moelleux et légèrement acidulé. Sa saveur se prononce quand les saisons avancent en même temps qu'il durcit pour devenir très sec en hiver. On peut d'ailleurs le faire vieillir dans le vin blanc ou l'eau de vie, ce qui exalte encore plus son goût.

• *Les Röstiko's tiennent lieu de pain.*

Les quantités sont mesurées pour une personne mesurant 1,70 m ayant un métier actif. Pour les adapter à votre cas, *voir p. 27.*

Tourte au munster

Pour 2 personnes

Préparation : 15 min

Cuisson : 25 à 30 min

INGRÉDIENTS

1/2 munster

2 petites pommes de terre fermes

2 ronds de pâte feuilletée de 16 cm de diamètre

10 cl de crème fraîche

1 jaune d'œuf

2 échalotes

Sel, poivre

- Mettre le four à chauffer à 220 °C (th. 7).
- Débarrasser le munster de sa peau et le couper en fines lamelles.
- Éplucher les échalotes et les hacher finement.
- Mettre un des 2 ronds de pâte sur une plaque antiadhésive, recouvrir de la moitié des pommes de terre, parsemer d'échalote et recouvrir d'une couche de munster, puis de la totalité de la crème.
- Saler, poivrer, mettre le reste des pommes de terre, recouvrir avec le second rond de pâte et dorer au pinceau avec le jaune d'œuf.
- Enfourner et laisser cuire 25 à 30 min.
- Servir chaud.

Bon à savoir

- *On peut préparer ce plat le soir pour le lendemain, en veillant à stopper la cuisson au bout de 20 min.*
- *Le lendemain matin il suffira de mettre la tourte au four à micro-ondes 3 à 4 min pour achever la cuisson et manger bien chaude cette délicieuse préparation.*

Les quantités sont mesurées pour une personne mesurant 1,70 m ayant un métier actif. Pour les adapter à votre cas, voir p. 27.

Goyère au maroilles

Pour 2 personnes

Préparation : 15 min

Cuisson : 20 à 30 min

INGRÉDIENTS

- 1 rond de pâte brisée de 16 cm de diamètre
- 100 g de maroilles
- 100 g de fromage blanc bien sec
- 2 œufs
- 40 g de beurre
- Sel, poivre

• Poser le rond de pâte dans un moule rond à tarte ou à gâteaux, antiadhésive.
• Débarrasser le maroilles de sa peau, le couper en petits dés et battre les œufs.
• Dans un bol, mélanger les dés de maroilles, le fromage blanc et les 2 œufs en battant bien, saler et poivrer.
• Verser la préparation sur le rond de pâte, enfourner et laisser cuire 20 à 30 min à 210 °C (th. 7).
• En fin de cuisson, faire fondre le beurre dans une petite poêle et arroser la surface de la goyère.

Bon à savoir

• *La goyère est un plat originaire du nord de la France.*
• *On peut préparer la goyère le soir pour le lendemain en limitant la cuisson à 20 min. Le lendemain matin, on arrosera la surface avec le beurre mis à fondre dans une petite poêle et on mettra à chauffer 3 à 5 min au four à micro-ondes pour consommer la goyère bien chaude.*

Les quantités sont mesurées pour une personne mesurant 1,70 m ayant un métier actif. Pour les adapter à votre cas, *voir p. 27.*

Tartines grillées au rollot

Pour 1 personne

Préparation : 10 min

Cuisson : 3 à 5 min

INGRÉDIENTS

- 100 g de rollot
- 1 grosse tranche de pain de campagne de 50 à 70 g
- 20 g de beurre
- Poivre

- Préchauffer le gril du four à sa puissance maximale.
- Débarrasser le rollot de sa peau et le couper en tranches minces pour recouvrir la tranche de pain.
- Enfourner et faire rôtir juste sous le gril pendant 3 à 5 min.
- En fin de cuisson, laisser fondre dessus les 20 g de beurre coupé en fines lamelles.

Bon à savoir

- *On peut préparer ce petit déjeuner le soir sans le faire rôtir et gagner du temps le matin en préchauffant le gril du four pendant qu'on terminera sa toilette.*

Les quantités sont mesurées pour une personne mesurant 1,70 m ayant un métier actif. Pour les adapter à votre cas, *voir p. 27.*

Croque-monsieur au brie et au cerfeuil

Pour 1 personne

Préparation : 10 min

Cuisson : 5 min

INGRÉDIENTS

4 tranches de pain de campagne de 15 à 20 g chacune

100 g de brie

20 g de beurre

1/2 cuil. à café de cerfeuil haché

1 pincée de noix muscade

1 cuil. à café d'huile de noix

1 gousse d'ail épluchée

Poivre

- Débarrasser le brie de sa croûte et le mettre dans un petit bol avec le beurre.
- Poivrer, ajouter la pincée de noix muscade et la 1/2 cuil. à café de cerfeuil haché, puis mélanger vigoureusement pour réaliser une pâte homogène.
- Frotter avec la gousse d'ail les 4 tranches de pain de campagne.
- Répartir la préparation sur deux tranches.
- Imbiber d'huile de noix les 2 autres tranches et les poser sur les deux premières.
- Enfourner à four chaud à 240 °C (th. 8) pendant environ 5 min.

Bon à savoir

- *Ce petit déjeuner savoureux peut se préparer le soir et se mettre au four le lendemain matin en n'oubliant pas de préchauffer celui-ci à votre lever, pour gagner du temps !*

Les quantités sont mesurées pour une personne mesurant 1,70 m ayant un métier actif. Pour les adapter à votre cas, *voir p. 27.*

Tartines grillées au camembert et à la ciboulette

Pour 1 personne

Préparation : 10 min

Cuisson : 5 min

INGRÉDIENTS

- 2 bonnes tranches de pain de campagne (soit 70 g)
- 80 g de camembert
- 1 œuf
- 20 g de beurre
- 1 cuil. à soupe de crème fraîche
- 1 cuil. à café de ciboulette ciselée
- Sel, poivre

• Débarrasser le fromage de sa peau, le mettre dans un bol, ajouter le beurre et bien amalgamer le tout avec une fourchette.

• Battre l'œuf avec la crème, puis l'ajouter au camembert, saler, poivrer et battre à nouveau pour obtenir un mélange homogène.

• Griller jusqu'à les dorer les deux tranches de pain de campagne.

• Mettre le bol dans un bain-marie et continuer à remuer jusqu'à ce que la préparation devienne très crémeuse.

• Répartir sur les deux tranches de pain grillé et parsemer avec la ciboulette.

Bon à savoir

• *Les amateurs pourront parsemer chaque tartine d'une pincée de paprika.*

Les quantités sont mesurées pour une personne mesurant 1,70 m ayant un métier actif. Pour les adapter à votre cas, voir p. 27.

Gratinée à l'oignon et au roquefort

Pour 2 personnes

Préparation : 15 min

Cuisson : 25 min

INGRÉDIENTS

350 g d'oignons émincés

120 g de roquefort

40 g de gruyère râpé

1 cuil. à soupe d'huile d'olive

Noix muscade

75 cl d'eau

140 g de pain en tranches très fines

Sel, poivre

• Dans une poêle faire chauffer l'huile d'olive, y faire fondre les oignons et les faire dorer en remuant pour qu'ils ne brûlent pas.

• Mettre les 75 cl d'eau à bouillir et en arroser les oignons.

• Saler, poivrer, ajouter un peu de noix muscade râpée et laisser mijoter 8 à 10 min.

• Dans un plat allant au four, mettre un lit de tranches de pain, les faire sécher au four puis les sortir, émietter le roquefort par-dessus, mouiller avec la soupe à l'oignon et parsemer de gruyère râpé.

• Remettre au four pendant 25 min à 160 °C (th. 4).

Bon à savoir

• *Les 20 g de fromage en moins par personne seront compensés par l'huile d'olive.*

Les quantités sont mesurées pour une personne mesurant 1,70 m ayant un métier actif. Pour les adapter à votre cas, *voir p. 27.*

Tartinettes au chaource et à la moutarde à l'ancienne

Pour 2 personnes

Préparation : 10 min

Cuisson : 7 min

INGRÉDIENTS

2 grosses tranches de pain de campagne (soit 70 g par personne)

40 g de beurre

200 g de chaource

2 cuil. à soupe de moutarde à l'ancienne

• Mettre à griller au four les deux tranches de pain, les retirer dès qu'elles sont dorées environ 3 min et tartiner chacune avec la moitié du beurre et une cuil. à soupe de moutarde.
• Recouvrir les tartinettes du chaource coupé en tranches non épluchées.
• Remettre les tranches à griller au four et les retirer dès que le fromage est bien coloré (3 à 4 min).

Bon à savoir

On peut remplacer le pain de campagne par de la baguette coupée dans le sens de la longueur en 4 tartines de 40 g.

Les quantités sont mesurées pour une personne mesurant 1,70 m ayant un métier actif. Pour les adapter à votre cas, *voir p. 27.*

Croque-monsieur campagnard au brie de Meaux et au paprika

Pour 2 personnes

Préparation : 10 min

Cuisson : 6 à 8 min

INGRÉDIENTS

- 4 tranches de 40 g de pain de campagne
- 200 g de brie de Meaux
- 20 g de beurre salé
- 20 g de beurre doux
- 1 cuil. à café de poivre mignonnette
- 1/2 cuil. à café de paprika
- Poivre

• Éplucher le brie, le mélanger à la fourchette avec les 40 g de beurre salé en y incorporant le poivre et le paprika jusqu'à obtenir une pâte.
• Étaler la pâte sur deux tranches de pain de campagne.
• Tartiner de 10 g de beurre doux chacune des 2 autres tranches et appliquer celles-ci sur les tranches enduites de pâte, puis beurrer le dessus des croque-monsieur.
• Faire chauffer le four à 240 °C (th. 8).
• Mettre les 2 croque-monsieur dans le four bien chaud pendant 6 à 8 min en les retournant à mi-cuisson.

Bon à savoir

• *On peut remplacer le pain de campagne par du pain complet mais surtout pas de pain de mie.*

Les quantités sont mesurées pour une personne mesurant 1,70 m ayant un métier actif. Pour les adapter à votre cas, *voir p. 27.*

Pâte brisée salée

Préparation :
15 min

INGRÉDIENTS

135 g de farine

1 œuf

55 g de beurre

1 pincée de sel fin

1/2 citron (zeste)

- Dans un saladier, mélanger l'œuf, le zeste haché finement, le sel et le beurre ramolli.
- Travailler 2 min au fouet puis ajouter lentement la farine tout en fouettant.
- Terminer en pétrissant rapidement à la main.
- Former une boule, l'envelopper d'un linge et laisser reposer dans le bas du réfrigérateur.
- Il est préférable de faire la pâte la veille, elle sera plus facile à étendre.
- La pâte sera pétrie le moins de temps possible pour éviter qu'elle devienne dure et cartonneuse à la cuisson.

Quiche au coulommiers

Pour 4 personnes

Préparation : 10 min

Cuisson : 30 min

INGRÉDIENTS

- 160 g de coulommiers
- 250 g de pâte brisée
- 4 œufs
- 10 cl de lait
- 10 cl de crème fraîche
- 10 g de beurre pour le moule
- 1 pincée de noix muscade
- Poivre du moulin

• Préchauffer le four à 225 °C (th. 7-8).

• Beurrer un moule à tarte, y étaler la pâte en appuyant sur les bords du moule, piquer avec une fourchette de part en part.

• Couvrir de papier sulfurisé, disposer des lentilles ou des haricots secs, cuire 10 min au four.

• Dans un saladier, mélanger en fouettant rapidement les œufs, la crème et le lait, saler et poivrer ; réserver cette préparation.

• Couper le coulommiers en petites lamelles, en mettre les 3/4 sur le fond de tarte et verser dessus la préparation.

• Faire cuire 20 min à 275 °C (th. 9).

• Au bout de ce temps parsemer la quiche avec les lamelles de fromage restantes et faire cuire encore 10 min à 230 °C (th. 8-9).

Bon à savoir

• *Un bon moyen de réconcilier les enfants... et quelques adultes avec le fromage !*

Les quantités sont mesurées pour une personne mesurant 1,70 m ayant un métier actif. Pour les adapter à votre cas, *voir p. 27.*

Pâte à pizza

Pour 500 g de pâte (3 pâtons)

Préparation : 10 min

Attente : 1 h 30

INGRÉDIENTS

300 g de farine

17,5 cl d'eau

20 g de levure de boulanger

2 cuil. à soupe d'huile d'olive

1 pincée de sel

• Faire tiédir l'eau avec l'huile et le sel, y délayer la levure.

• Sur le plan de travail, mettre 250 g de farine en formant un puits. Verser le mélange au centre du puits.

• Malaxer du bout des doigts la farine au centre du puits et pétrir pour obtenir une pâte bien homogène et souple, en ajoutant s'il le faut le reste de farine.

• Former une boule, la couvrir d'un torchon et la laisser lever pendant 1 h 30 dans un endroit tiède, jusqu'à ce qu'elle ait doublé de volume.

Bon à savoir

• *Cette pâte à pizza est une pâte à pain qui ne lève pas, elle ne peut donc être utilisée que pour faire des... pizzas.*

Pizza aux fromages

Pour 2 personnes

Préparation : 10 min

Cuisson : 25 min

INGRÉDIENTS

150 g de pâte à pizza

50 g d'emmental

50 g de parmesan

1 pincée de fleurs de thym

1 cuil. à soupe d'huile d'olive

Poivre (facultatif)

- Couper les fromages en lamelles.
- Sur une plaque ou dans un moule à tarte de 24 à 26 cm de diamètre, étaler finement la pâte à pizza et l'imbiber d'huile d'olive avec un pinceau.
- Recouvrir avec les lamelles de fromage en laissant au pourtour une marge de 1 cm de pâte.
- Parsemer la pincée de fleur de thym, poivrer légèrement selon votre goût.
- Cuire au four 20 à 25 min à 210 °C (th. 7) jusqu'à ce que les fromages soient bien crémeux.

Bon à savoir

- *Les pizzas, comme les quiches, sont un excellent moyen d'habituer les enfants et certains adultes à manger du fromage le matin.*

Les quantités sont mesurées pour une personne mesurant 1,70 m ayant un métier actif. Pour les adapter à votre cas, voir p. 27.

Tarte à l'igny et au langres

Pour 4 personnes

Préparation : 15 min

Cuisson : 35 min

INGRÉDIENTS

- 250 g de pâte brisée
- 1 igny entier
- 1/2 langres
- 25 cl de crème fraîche
- 10 g de beurre pour le moule
- 4 œufs
- Sel, poivre

• Étaler la pâte, en garnir un moule à tarte de 25 cm de diamètre, bien beurré, piquer la pâte avec une fourchette.
• Laisser en attente au réfrigérateur.
• Ôter la peau des fromages et les couper en dés de 1 cm de côté.
• Préchauffer le four à 210 °C (th. 7).
• Dans un saladier, casser les œufs, les fouetter avec la crème, saler et poivrer.
• Disposer les dés de fromages sur le fond de tarte puis le contenu du saladier et enfourner pendant 35 min environ.

Bon à savoir

• *L'igny, également appelé trappiste d'Igny, est un fromage artisanal au lait de vache fabriqué en Champagne.*

Les quantités sont mesurées pour une personne mesurant 1,70 m ayant un métier actif. Pour les adapter à votre cas, *voir p. 27.*

Allumettes au roquefort

Pour 2 personnes

Préparation : 10 min

Cuisson : 10 min

INGRÉDIENTS

1 rouleau de pâte feuilletée

200 g de roquefort

1 jaune d'œuf

• Découper 8 rectangles de 11 cm x 3 cm dans la pâte feuilletée.
• Poser 50 g de roquefort sur chacun des 4 rectangles.
• Humecter le tour de ces rectangles sur 1 cm de large à l'aide d'un pinceau. Poser dessus les 4 rectangles restants, bien souder les bords en les pressant avec les doigts. Dessiner un quadrillage sur le dessus avec une pointe de couteau.
• Badigeonner le dessus du feuilleté avec le jaune d'œuf, à l'aide d'un pinceau et enfourner à 250 °C (th. 8) pendant 10 min.
• Éteindre le four, entrouvrir la porte et attendre 5 min avant de déguster.

Bon à savoir

• *Un petit déjeuner particulièrement savoureux qui pourra d'ailleurs faire une excellente entrée pour un déjeuner de fête.*

Les quantités sont mesurées pour une personne mesurant 1,70 m ayant un métier actif. Pour les adapter à votre cas, voir p. 27.

Pont-l'évêque de brick

Pour 2 personnes

Préparation : 10 min

Cuisson : 5 min

INGRÉDIENTS

4 feuilles de brick

200 g de pont-l'évêque (2/3)

40 g de beurre fondu

- Retirer la croûte du pont-l'évêque et le couper en 4 dans le sens de la longueur.
- Placer un morceau sur chaque feuille de brick, l'enrouler et replier les extrémités.
- Faire fondre le beurre puis à l'aide d'un pinceau badigeonner les petits paquets.
- Rôtir au four à 180 °C (th. 6) pendant 5 min.

Bon à savoir

- *Encore une entrée pour un déjeuner de fête qui permettra de ne pas mettre le fromage à la fin du repas.*

Les quantités sont mesurées pour une personne mesurant 1,70 m ayant un métier actif. Pour les adapter à votre cas, *voir p. 27.*

Tourte au périal des Causses

Pour 2 personnes

Préparation : 5 min

Cuisson : 20 min

INGRÉDIENTS

1 périal frais de 200 g

2 ronds de pâte feuilletée de 16 cm de diamètre

10 cl de crème

1/2 cuil. à café de baies de poivre de Sichuan

1 jaune d'œuf

- Mettre le four à chauffer à 220 °C (th. 7).
- Mettre un des deux ronds de pâte sur une plaque antiadhésive, poser le périal entier et le recouvrir de la totalité de la crème, parsemer avec les baies de Sichuan et saler légèrement.
- Recouvrir avec le second rond de pâte et dorer celui-ci avec le jaune d'œuf.
- Enfourner et mettre à cuire 20 min environ.

Bon à savoir

- *Le périal est un fromage de brebis des Causses.*
- *Cette délicieuse tourte pourra clore un déjeuner de fête et remplacer un redoutable gâteau crémeux.*

Les quantités sont mesurées pour une personne mesurant 1,70 m ayant un métier actif. Pour les adapter à votre cas, voir p. 27.

Tarte à la tentation de saint-félicien

Pour 2 personnes

Préparation : 13 min

Cuisson : 20 min

INGRÉDIENTS

1 tentation de saint-félicien

1 rouleau de pâte feuilletée

1/2 cuil. à café de massalé

4 petits moules de 11 cm de diamètre à leur fond

4 petits ronds de papier de cuisson du même diamètre

1 poignée de petits cailloux ronds, ou de légumes secs, ou noyaux de cuisson

- Mettre à chauffer le four à 240 °C (th. 8).
- Dérouler la pâte et la découper en cercles de 16 cm de diamètre sans la décoller du papier.
- Déposer les ronds de pâte dans les moules en plaçant côté moule le papier dans lequel elle est enroulée.
- Piquer la pâte d'une vingtaine de coups de fourchette.
- Poser par-dessus les ronds de papier de cuisson et les parsemer de petits cailloux ou de légumes secs pour éviter que la pâte se boursoufle.
- Enfourner pendant 15 min.
- Pendant ce temps éplucher le fromage et le couper en lamelles.
- Au bout de 15 min la pâte est cuite à blanc.
- Enlever alors le papier et son lest qui la recouvre.
- Disposer les lamelles de fromage dans chaque moule et saupoudrer à parts égales avec le massalé.
- Enfourner à nouveau et laisser fondre le fromage pendant 5 min puis exposer au gril et retirer dès que le fromage est doré.
- Servir chaud.

Bon à savoir

- *La tentation de saint-félicien est un délicieux fromage double crème du Vercors à 70 % de matière grasse, qui pèse 200 g.*
- *Le massalé est un mélange d'épices broyées originaire de La Réunion : piment, coriandre, graines de fenouil, cannelle, clous de girofle.*
- *Ces tartes peuvent se préparer la veille et être réchauffées au four traditionnel avant leur dégustation.*

Les quantités sont mesurées pour une personne mesurant 1,70 m ayant un métier actif. Pour les adapter à votre cas, *voir p. 27.*

Tarte au brin de paille

Pour 2 personnes

Préparation : 13 min

Cuisson : 20 min

INGRÉDIENTS

2 brins de paille de 125 g

1 moulin de maniguette

1 rouleau de pâte feuilletée

4 petits moules de 11 cm de diamètre à leur fond

4 petits ronds de papier de cuisson du même diamètre

1 poignée de petits cailloux ronds ou de légumes secs

- Mettre à chauffer le four traditionnel à 240 °C (th. 8).
- Dérouler la pâte et la découper en cercles de 16 cm de diamètre sans la décoller du papier.
- Déposer les ronds de pâte dans les moules en plaçant côté moule le papier dans lequel elle est enroulée.
- Piquer la pâte d'une vingtaine de coups de fourchette.
- Poser par-dessus les ronds de papier à cuisson et les lester en les parsemant avec les petits cailloux ou les légumes secs pour éviter que la pâte se boursoufle.
- Enfourner pendant 15 min.
- Pendant ce temps éplucher le fromage et le couper en lamelles.
- Au bout de 15 min la pâte est cuite à blanc.
- Enlever alors le papier et le lest qui la recouvre.
- Disposer les lamelles de fromage dans chaque moule et saupoudrer à parts égales avec le moulin de maniguette.
- Enfourner à nouveau et laisser fondre le fromage pendant 5 min puis exposer au gril et retirer dès que le fromage est doré.
- Servir chaud.

Bon à savoir

• Le brin de paille est un petit fromage normand à seulement 45 % de matière grasse, ce qui autorise à en manger un entier par personne.

• Ces tartes peuvent se préparer la veille et être réchauffées au four traditionnel avant de les déguster.

• La maniguette, ou poivre de Guinée, est aussi appelée graine de paradis.

Les quantités sont mesurées pour une personne mesurant 1,70 m ayant un métier actif. Pour les adapter à votre cas, *voir p. 27.*

Tartine chaude au lingot du Quercy

Pour 2 personnes

Préparation : 5 min

Cuisson : 5 min

INGRÉDIENTS

1 lingot du Quercy

2/3 de baguette de pain blanc

40 g de beurre demi-sel

- Mettre le gril du four en marche.
- Couper les 2/3 de la baguette en deux parts égales puis couper celles-ci dans le sens de la longueur.
- Beurrer les tartines.
- Couper en tranches fines le lingot sans l'éplucher et recouvrir la surface des tartines.
- Mettre à griller au four jusqu'à ce que le fromage soit bien ramolli.
- Déguster bien chaud.

Bon à savoir

- *Le lingot du Quercy est un fromage artisanal au lait de chèvre cru.*
- *La cuisson permet de manger la peau du fromage de chèvre, ce qu'il ne faut jamais faire quand il est cru, pour des raisons de sécurité alimentaire.*

Les quantités sont mesurées pour une personne mesurant 1,70 m ayant un métier actif. Pour les adapter à votre cas, *voir p. 27.*

Pain perdu au fromage râpé

Pour 2 personnes

Préparation : 10 min

Cuisson : 8 min

INGRÉDIENTS

- 1/2 baguette de pain blanc rassis
- 200 g de fromage râpé
- 25 cl de lait
- 1 jaune d'œuf
- 1 gousse d'ail épluchée et débarrassée de son germe
- 1 cuil. à soupe d'huile d'olive
- 20 g de beurre
- Sel, poivre et noix muscade

- Dans une poêle faire chauffer la cuil. à soupe d'huile d'olive et le beurre.
- Couper le pain en rondelles et frotter les deux côtés de chaque tranche avec la gousse d'ail.
- Dans un plat creux verser le lait et le jaune d'œuf, saler, poivrer fortement, saupoudrer de muscade puis battre avec une fourchette pour obtenir un mélange homogène.
- Tremper les tranches de pain de chaque côté et les mettre à rissoler dans la poêle sur les deux faces.
- Pendant ce temps, mettre le gril du four à chauffer.
- Quand le pain est bien doré sur les deux côtés le parsemer avec le fromage et le mettre dans le four pour le faire gratiner 2 à 3 min.
- Servir bien chaud.

Bon à savoir

- *Une bonne façon de ne pas perdre le pain qu'on a oublié.*
- *Ce pain perdu pourra également se déguster avec un plat du midi pas assez nourrissant.*
- *On vous pardonnera pour une fois le lait, d'autant qu'il n'est pas l'élément principal du plat.*

Les quantités sont mesurées pour une personne mesurant 1,70 m ayant un métier actif. Pour les adapter à votre cas, voir p. 27.

Petit chèvre chaud en robe de jambon

Pour 2 personnes

Préparation : 5 min

Cuisson : 5 min

Ingrédients

- 2 fromages de chèvre frais
- 1 tranche de jambon cru
- 4 brins de ciboulette
- 4 feuilles de persil plat
- 6 tours de moulin de maniguette

- Parsemer les 2 fromages avec les herbes et mouliner 3 fois la maniguette sur chaque face.
- Couper deux bandes de jambon de la largeur des fromages pour envelopper ceux-ci.
- Mettre au four à 180 °C (th. 6) pendant 5 min.
- Servir bien chaud.

Bon à savoir

- *Choisissez votre fromage de préférence moelleux, ni trop sec, ni trop mou, l'idéal sera un chabichou.*
- *Le jambon sera naturel ou fumé selon vos goûts.*
- *La maniguette, ou poivre de Guinée, est aussi appelée graine de paradis.*

Les quantités sont mesurées pour une personne mesurant 1,70 m ayant un métier actif. Pour les adapter à votre cas, voir p. 27.

Tartines de brillat-savarin à la maniguette

Pour 2 personnes

Préparation : 5 min

INGRÉDIENTS

1 brillat-savarin de 200 g

1 moulin de maniguette

2 fois 1/3 de baguette

• Couper chaque tiers de baguette en 2 tranches dans le sens de la longueur.
• Tartiner soigneusement chaque tranche avec 1/4 du brillat-savarin, sans enlever la peau.
• Mouliner très largement la maniguette sur chaque tranche qu'on mangera séparément ou qu'on mettra en deux sandwichs, ce qui marie mieux la saveur du fromage et le parfum de la maniguette.

Bon à savoir

• *Le brillat-savarin contient 75 % de matière grasse, le beurre sera donc tout à fait inutile.*
• *La maniguette est du poivre de Guinée, appelé également « graine de paradis », que l'on trouve dans les grandes surfaces. Il est indispensable pour en relever le goût.*

Les quantités sont mesurées pour une personne mesurant 1,70 m ayant un métier actif. Pour les adapter à votre cas, *voir p. 27.*

Tartines au mont-d'or

Pour 2 personnes

Préparation : 5 min

INGRÉDIENTS

1/2 mont-d'or

2 fois 1/3 de baguette

40 g de beurre demi-sel

2 cuil. à soupe de graines de carvi

- Éplucher le fromage.
- Couper dans sa longueur chaque tiers de baguette.
- Tartiner sur chacune 10 g de beurre et le quart du fromage épluché.
- Parsemer largement de graines de carvi.
- On pourra au choix manger chaque tartine séparément ou les rassembler en 2 sandwichs.

Bon à savoir

- *Le mont-d'or est un fromage au lait cru d'appellation d'origine, fabriqué dans le Jura.*
- *Son emballage lui permet d'être mis directement au four : on pourra donc également le faire fondre au four et le déguster à la petite cuillère avec 2 bonnes tartines de pain de campagne grillées et beurrées.*

Les quantités sont mesurées pour une personne mesurant 1,70 m ayant un métier actif. Pour les adapter à votre cas, *voir p. 27.*

Pâte à crêpes au froment

Pour 12 crêpes

Préparation : 10 min

Repos de la pâte : 2 à 3 h

INGRÉDIENTS

- 125 g de farine de froment
- 1 œuf
- 25 cl de lait
- 1 pincée de sel

- Mettre la farine dans une terrine, creuser un puits.
- Y casser l'œuf entier, ajouter le sel et un peu de lait tiédi.
- Travailler à la cuil. en bois en incorporant peu à peu la farine aux ingrédients du puits.
- Mouiller progressivement avec le lait jusqu'à ce que la pâte soit bien homogène et lisse en ajoutant un peu d'eau si nécessaire.
- La consistance doit être souple, mais pas trop liquide.
- Laisser reposer la pâte 2 à 3 h, recouverte d'un film alimentaire.

Bon à savoir

- *Vous pouvez remplacer la farine de froment par de la farine de sarrasin qui est plus nourrissante.*

Crêpes au rocroi et au jambon de Paris

Préparation : 5 min

Cuisson : 3 min par crêpe

INGRÉDIENTS

4 petites louches de pâte à crêpes de froment

160 g de rocroi

2 tranches de jambon de Paris

Sel, poivre

• Couper le fromage en lamelles et replier le jambon en deux.
• Dans une crêpière très chaude, bien graissée ou antiadhésive, verser une petite louche de pâte d'un mouvement circulaire en inclinant la poêle.
• Cuire la première face puis retourner la crêpe.
• Répartir sur la surface de la crêpe les lamelles de rocroi.
• Recouvrir avec une tranche de jambon repliée.
• Saler, poivrer.
• Servir dès que la face inférieure de la crêpe est à point.

Bon à savoir

• *Une bonne façon de s'habituer à un petit déjeuner nourrissant, même si on n'est pas un ou une fanatique du fromage.*

Les quantités sont mesurées pour une personne mesurant 1,70 m ayant un métier actif. Pour les adapter à votre cas, *voir p. 27.*

Œufs brouillés à la nordique

Pour 2 personnes

Préparation : 10 min

Cuisson : 10 min

INGRÉDIENTS

- 140 g de baguette coupée en rondelles
- 4 œufs
- 1 cuil. à soupe d'huile de pépins de raisin
- 100 g d'anguille fumée coupée en petites tranches
- 2 brins d'aneth ou 1/2 cuil. à café d'aneth séché
- 1 cuil. à soupe de crème fraîche
- Paprika
- Sel, poivre

• Faire griller les rondelles de pain.
• Casser les œufs dans un petit saladier, les battre légèrement à l'aide d'une fourchette, saler et poivrer.
• Faire chauffer l'huile dans une casserole.
• Verser les œufs dessus à feu doux et battre à l'aide d'un fouet à main jusqu'à ce qu'ils soient crémeux.
• Ajouter la crème, vérifier l'assaisonnement.
• Répartir sur les rondelles de pain.
• Ajouter par-dessus les petites tranches d'anguille fumée.
• Parsemer un peu d'aneth séché ou décorer d'une branchette d'aneth frais.

Bon à savoir

• *On peut très bien couper le pain en deux grandes tartines.*
• *On peut également remplacer la baguette par deux grosses tartines de pain de campagne ou des tartines de pain de seigle, sans oublier qu'il en faut en moyenne 70 g par personne.*

Les quantités sont mesurées pour une personne mesurant 1,70 m ayant un métier actif. Pour les adapter à votre cas, *voir p. 27.*

Œufs cocotte aux lardons

Pour 2 personnes

Préparation : 10 min

Cuisson : 9 min + 2 min

INGRÉDIENTS

- 140 g de pain de campagne
- 4 œufs
- 8 cuil. à café de crème fraîche
- 1 cuil. à soupe de ciboulette ciselée
- 200 g de lardons
- 120 g de gruyère
- Sel, poivre

• Dans une poêle antiadhésive faire rissoler les lardons à feu vif.
• Faire chauffer le four à 240 °C (th. 8).
• Verser de l'eau bouillante dans la lèche-frite.
• Mettre 4 ramequins vides à chauffer dans ce bain-marie.
• Quand ils sont bien chauds, verser une cuil. à café de crème et casser un œuf dans chaque ramequin.
• Saler, poivrer et enfourner pendant 7 min.
• Quand ils sont cuits, répartir les lardons et parsemer de ciboulette ciselée.
• Parsemer de 120 g de gruyère le pain de campagne et passer au four juste sous le gril pour faire fondre le fromage et le rissoler.

Bon à savoir

• Un petit déjeuner pour celles et ceux qui n'aiment pas le fromage et aussi pour celles et ceux qui, souffrant d'hypercholestérolémie, ne peuvent manger des œufs le midi.

Les quantités sont mesurées pour une personne mesurant 1,70 m ayant un métier actif. Pour les adapter à votre cas, *voir p. 27.*

Œufs durs au neufchâtel

Pour 2 personnes

Préparation : 10 min

Cuisson : 5 min

INGRÉDIENTS

- 40 g de beurre
- 200 g de neufchâtel
- 3 œufs durs
- 60 g de crème fraîche
- 1 cuil. à soupe de vermouth (Noilly-Prat)
- 3 brins de persil plat
- 2 tranches de pain de campagne
- Noix muscade
- Sel, poivre

• Couper les œufs durs en rondelles de 1,5 cm d'épaisseur.

• Fouettez à la fourchette la crème, le Noilly, du sel, du poivre et de la muscade.

• Ôter la peau du neufchâtel et le couper en tranches de 1/2 cm d'épaisseur, il est préférable de choisir une bonde plutôt qu'un cœur de neufchâtel.

• Dans deux plats individuels à gratin beurrés disposer les rondelles d'œufs durs puis de neufchâtel et recouvrir avec la crème.

• Enfourner 5 min sous le gril pour gratiner. Servir avec le pain légèrement grillé, beurré, saupoudré de persil plat finement haché.

Bon à savoir

• *Un savoureux petit déjeuner pour les gens souffrant d'hypercholestérolémie auxquels les œufs sont interdits le midi.*

Les quantités sont mesurées pour une personne mesurant 1,70 m ayant un métier actif. Pour les adapter à votre cas, voir p. 27.

Le déjeuner

Pour consolider la construction de votre journée

Le déjeuner doit suffire à compléter les apports en énergie et en acides aminés du petit déjeuner, afin de permettre au corps de les stocker jusqu'au lendemain matin, où tout sera à recommencer.

Il est en cela le lot incontournable des animaux carnivores et fructivores que nous sommes, végétariens plus par goût que par absolue nécessité, heureusement devenus rarement végétaliens pour obéir à une idéologie intellectuellement fort respectable mais biologiquement inacceptable.

Aussi simple que nourrissant et aussi savoureux que simple, le déjeuner devra donc se composer de protéines animales et de féculents.

Menu du déjeuner

(pour une personne mesurant 1,70 m, ayant un métier actif)

- **Viande rouge :** 230 g
- **Ou viande blanche, volaille :** 280 g
- **Ou charcuterie :** 250 g
- **Ou œufs (pas plus de 3 fois par semaine) :** 4
- **Féculents (riz, pâtes, frites...) :** 1 bol de 33 cl

pas d'entrée (sauf si l'on scinde la viande en entrée + plat)
pas de salade
pas de fromage
pas de dessert
pas de vin
pas de pain (sauf s'il remplace la part de féculents, dans ce cas 50 g maxi, soit 1/4 de baguette)

Faites attention à bien respecter les proportions correspondant à votre taille et à votre activité physique en consultant les tableaux p. 76-77, si vous souhaitez corriger vos erreurs et arriver à un morpho-type équilibré !

Le déjeuner est aujourd'hui bâclé dans les restaurations rapides, caricaturé dans les sandwicheries, oublié au profit du lèche-vitrine, ou remplacé par une heure de gymnastique. C'est là un bien mauvais calcul, car oublier le déjeuner aura, à plus ou moins long terme, des conséquences fâcheuses sur votre silhouette et votre santé.

Comme en fin d'après-midi votre organisme fera obligatoirement le point sur la qualité et la quantité de nourriture qu'on lui a fait ingérer, il est totalement inutile d'espérer le tromper par l'accumulation d'aliments légers ou allégés, destinés à occuper le plus grand volume possible. Notre organisme, comme une machine bien huilée, évaluera sans état d'âme son quota nécessaire de carburant utile et, s'il en manque, gare au pire !

Vous serez les victimes d'incidents fâcheux pour vous et parfois pour l'entourage : mauvaise humeur, faim perpétuelle après une fugace sensation de bien-être, faim dévorante le soir et mauvaise nuit... En bout de course, si vous persistez dans cette voie insidieuse du déjeuner déséquilibré ou absent, attendez-vous à une croissance inexorable du poids et des formes précédée, le plus souvent, d'une maigreur temporaire plus ou moins vite surcompensée par des périodes de boulimie incoercible.

Pour éviter tous ces désagréments, le déjeuner sera composé de plus de protéines animales et de moins de lipides que le matin, sans oublier une petite quantité de protéines végétales et de sucres lents.

Scindez votre déjeuner

Entrée de viande + plat de viande

Si vous avez le temps, vous pouvez rompre la monotonie de votre déjeuner, en scindant la part de viande en deux : une partie en entrée, par exemple 100 g de rôti de porc froid avec des cornichons, et une partie en plat, par exemple 150 g de bœuf en daube.

Entrée de poisson + plat de viande

Si vous avez choisi de ne pas dîner le soir précédent et que le poisson vous manque, vous pouvez vous l'offrir en entrée. Tous les poissons peuvent servir d'entrée à un déjeuner et seront alors à part égale avec la viande, la somme des deux correspondant à votre taille + 100 g.

Par exemple, si vous mesurez 1,70 m : 170 g + 100 g = 270 g. Soit 135 g de poisson + 135 g de viande.

Notez bien également ce qui suit :

La viande et toutes les protéines animales se **pèsent crues** et les œufs se mesurent à l'unité s'il s'agit d'œufs de poule, sachant qu'un œuf d'oie égale deux œufs de poule et douze œufs de caille. Il viendra certainement un jour ou l'autre sur nos tables des œufs d'autruche, mais j'avoue ne pas encore avoir eu l'occasion d'en goûter.

Les féculents ne se pèsent pas, ils se **mesurent cuits.** La valeur de référence est le bol chinois de 25 cl sachant que 1/2 bol égale 1 pot de yaourt pas tout à fait rempli (laisser 1 cm non rempli), ce qui sera notamment très pratique pour mesurer les composants de votre goûter.

Il me tarde d'ailleurs de pouvoir vous proposer des petits bols adaptés à vos tailles respectives, car nombre d'entre vous, pas très raisonnables, en profitent pour arrondir généreusement leurs parts de féculents.

Ne soyez pas étonnés que seuls bénéficient d'une « surtaxe » les gens sollicités physiquement dans leurs activités. Souvenez-vous, en effet, que les féculents contiennent un « aliment de l'effort à court terme » dont les viandes sont beaucoup moins pourvues : les fameux sucres lents dont on a dit beaucoup de bien et beaucoup de mal... Certains les conseillant pour augmenter l'énergie des sportifs, d'autres les accusant d'être responsables de redoutables obésités, tout le monde ayant raison et tort à la fois, puisqu'il ne s'agit pas de les supprimer ou de les exagérer, mais de les manger dans l'exacte quantité nécessaire au fonctionnement de l'organisme.

C'est donc dans les cas de dépense d'énergie qu'on augmentera la quantité normale de féculents pour empêcher l'organisme d'aller puiser dans ses réserves de protéines, sans oublier qu'avant un effort violent il faudra amener à votre corps un apport énergétique rapide, dont nous parlerons dans le goûter.

Déjeuner

Quantités recommandées

Les quantités sont à respecter suivant votre taille et votre activité, que vous soyez homme ou femme, jeune ou vieux, l'âge et le sexe ne devant pas entrer en ligne de compte.

Féculents		
Votre taille	**Retraités, inactifs et convalescents – métiers sédentaires et retraités actifs**	**Métiers actifs métiers manuels et sportifs professionnels**
1,50 m	1/2 petit bol chinois de 25 cl	2/3 de petit bol chinois de 25 cl
1,60 m	2/3 de petit bol chinois de 25 cl	1 petit bol chinois de 25 cl
1,70 m	1 petit bol chinois à ras de 25 cl	1 bol de 33 cl
1,80 m	1 petit bol chinois bien plein (5/4)	1 bol de 33 cl bien plein
1,90 m	1 bol de 33 cl	2 petits bols chinois de 25 cl

Protéines animales					
Aliments	Votre taille	Retraités inactifs et convalescents	Métiers sédentaires et retraités actifs	Métiers actifs	Métiers manuels et sportifs professionnels
Viande rouge	1,50 m 1,60 m 1,70 m 1,80 m 1,90 m	150 g 160 g 170 g 180 g 190 g	170 g 180 g 190 g 200 g 210 g	210 g 220 g 230 g 240 g 250 g	250 g 260 g 270 g 280 g 290 g
Viande blanche et volaille	1,50 m 1,60 m 1,70 m 1,80 m 1,90 m	190 g 200 g 210 g 220 g 230 g	220 g 230 g 240 g 250 g 260 g	260 g 270 g 280 g 290 g 300 g	310 g 320 g 330 g 340 g 350 g
Charcuterie pas plus de 3 fois/ semaine	1,50 m 1,60 m 1,70 m 1,80 m 1,90 m	170 g 180 g 190 g 200 g 210 g	190 g 200 g 210 g 220 g 230 g	230 g 240 g 250 g 260 g 270 g	270 g 280 g 290 g 300 g 310 g
Œufs pas plus de 3 fois/ semaine	1,50 m 1,60 m 1,70 m 1,80 m 1,90 m	1 2 3 4 5	1 + 1/2 2 + 1/2 3 + 1/2 4 + 1/2 5 + 1/2	2 3 4 5 6	3 4 5 6 7

À l'inverse et selon le morpho-type des sujets concernés, il peut être proposé par la ou le chrono-nutritionniste une part de légumes verts à la place des féculents, dans des cas très particuliers dont il est notamment question dans *Mincir en beauté*. J'en parlerai plus longuement dans l'un de mes prochains livres, mais dès maintenant, évitez, s'il vous plaît, de vous lancer dans des initiatives qui pourraient se révéler catastrophiques, même si l'été vous êtes les uns, les unes et les autres, tentés par une foison de légumes verts dont la fraîcheur vous attire.

N'oubliez pas qu'en été, rien ne vous empêche de manger vos féculents cuits en vinaigrette froide, voire glacée !

Comment rater son déjeuner

En ingurgitant un sandwich

Même s'il est de la taille d'1/2 baguette, il contiendra trop de sucres lents et pas assez de protéines animales pour caler votre appétit plus de 2 heures.

On peut déjeuner court, mais solide et efficace : n'oubliez pas qu'un plat unique, tout prêt, est plus rapide à manger qu'un sandwich. Bien dosé, ce plat riche en protéines apporte l'énergie qui convient pendant les 4 à 6 heures qui suivent ce repas.

En s'installant pour un déjeuner classique

Entrée, plat, fromage, dessert... Un repas qui n'offre que des désavantages : trop de temps, la quantité remplaçant la qualité, trop de mets différents qui compliquent la tâche de nos organes digestifs.

En le remplaçant par un substitut

Que celui-ci soit un yaourt, une pomme, ou un faux-semblant de repas, il sera générateur de la fatigue précoce de l'après-midi et de ces sautes d'humeur que l'entourage ne devrait pas obligatoirement mettre au compte d'un mauvais caractère.

Votre ligne de conduite sera donc : manger dense, ni trop, ni mal, mais simple. Gardez donc le temps et les folies récréatives de vos envies pour les deux repas de fête auxquels vous avez droit chaque semaine.

Les salades

Dès le printemps et tout au long de l'été, c'est le temps des déjeuners pris en terrasse, « sur le pouce », dans un square, en pleine nature...

Mais attention aux salades trop riches en végétaux et pas assez nourrissantes qui poussent à trop manger le soir.

Et si...

Vous n'aimez pas la viande

C'est en général la viande rouge qui est en cause. Essayez les viandes blanches cuisinées avec parfums et épices.

Ou remplacez-la par des œufs ou du poisson très gras : thon, saumon, espadon, sardines à l'huile, en sachant qu'alors il en faudra au minimum 100 g de plus que votre taille et que vous aurez faim plus rapidement dans l'après-midi, ce qui vous obligera à goûter plus tôt.

La tendance actuelle est au style végétarien, ce qui n'est pas l'idéal, loin de là, car pour obtenir la quantité de protéines équivalente à celle apportée par 250 g de viande, il faut 2 kg de lentilles, et non seulement ces protéines végétales ne seront pas aussi nourrissantes que les protéines animales, mais n'ayant pas le même poids moléculaire, elles ne pourront être utilisées avec la même efficacité par l'organisme.

Enfin, cerise sur le gâteau, les végétaux, même riches en

protéines comme les légumes secs, ne contiennent pas tous les acides aminés indispensables à la nutrition.

Déjeuner sans viande

Poisson exclusivement très gras : 100 g de plus que sa taille soit pour une personne de 1,70 m : 170 + 100 = 270 g

ou

Œufs (omelette, brouillés, au plat, durs, mollets...) : remplacer la viande par 4 œufs de 60 g (mais pas plus de 3 fois par semaine)

+

1 petit bol chinois de féculents riches en protéines végétales, par exemple les lentilles ou les pois chiches.

Votre premier travail de reconstruction nutritionnelle sera donc de rendre au déjeuner ses lettres de noblesse, donc **ne le négligez pas** !

Si vous avez intelligemment bien déjeuné le matin, le repas de midi, très nourrissant, bien proportionné à vos efforts et à votre stature, vous permettra d'attendre le goûter sans souffrir... ni somnoler.

Voyez donc ce que Guylène vous propose et régalez-vous.

Mixed grill citron

Pour 2 personnes

Préparation : 10 min

Cuisson : 20 min

INGRÉDIENTS

2 merguez (soit 80 g par pers.)*

2 rognons d'agneau (soit 80 g par pers.)*

2 tranches de rouelle de gigot d'agneau (soit 90 g par pers.)*

1 citron (zeste)

Herbes de Provence

Sel, poivre

• Dans une grande poêle antiadhésive bien chaude faire cuire les merguez.
• Lorsqu'elles sont cuites les mettre à part sur une assiette, débarrasser la poêle de sa graisse avec un papier absorbant.
• Y déposer les tranches d'agneau parsemées largement d'herbes de Provence, saisir des 2 côtés à feu vif, ajouter les rognons coupés en deux et débarrassés de leurs nerfs, parsemer avec le zeste de citron haché, saler, poivrer et cuire pendant environ 10 min.
• Dès que le tout est rosé, remettre les merguez dans la poêle 1 min.
• Servir sur des assiettes chaudes.

Accompagnement

Servir avec des pommes de terres sautées ou des flageolets.

Bon à savoir

• *Un plat trop gras pour les gens souffrant d'hypercholestérolémie.*

* *Les quantités sont calculées pour une personne mesurant 1,70 m ayant un métier actif. Pour les adapter à votre cas, voir p. 76-77.*

Bœuf haché à la cubaine

Pour 2 personnes

Préparation : 10 min

Cuisson : 70 min

INGRÉDIENTS

340 g de steack haché*

2 œufs

40 g de tomates

1 banane

2/3 d'un verre de vin rouge

6 grains de coriandre

1 gousse d'ail

4 branches de thym

3 oignons

1 branche de laurier

3 cuil. à soupe d'huile d'olive

Riz

Poivre de Cayenne

Sel, poivre

• Éplucher et émincer finement les oignons, débarrasser la gousse d'ail de son germe et l'écraser.

• Dans une petite cocotte faire chauffer 2 cuil. à soupe d'huile d'olive.

• Mettre les oignons et la gousse d'ail et les faire revenir en tournant de temps en temps.

• Dès que les oignons et l'ail sont légèrement dorés, ajouter la viande hachée et laisser dorer environ 10 min.

Pendant ce temps

• Plonger les tomates 1 min dans l'eau bouillante, les éplucher et les couper en quartiers.

• Ajouter à la viande le vin, les tomates, le thym, le laurier, la coriandre et une pointe de couteau de poivre de Cayenne, saler, poivrer et laisser mijoter à feu doux pendant au moins 1 h.

Au bout de 30 min de cuisson

• Préparer d'abord un riz pilaf.

• Puis fendre la banane en 2 dans le sens de la longueur et la couper en tronçons de 2 cm.

• Enfin quelques min avant de servir, faire chauffer dans une poêle antiadhésive 1 cuil. à soupe d'huile d'olive, y mettre les œufs, saler, poivrer et faire cuire au plat.

• Le temps qu'ils cuisent, mettre le riz dans un plat creux et verser par-dessus le contenu de la cocotte.

• Enfin, faire glisser les œufs cuits à votre goût sur le tout et décorer avec les bananes.

Accompagnement

Les légumes du plat constituent la garniture.

Bon à savoir

• Les deux œufs sont aussi nourrissants que 80 g de viande.

• Le goût sucré de la banane donne une saveur très particulière à ce plat cubain, mais les diabétiques et les gens sujets à l'hypercholestérolémie s'abstiendront d'en manger : ce fruit ajouté à la viande ferait monter la glycémie des premiers et le cholestérol des seconds. Ils pourront dans ce cas remplacer la banane par un bol de riz créole.

** Les quantités sont calculées pour une personne mesurant 1,70 m ayant un métier actif. Pour les adapter à votre cas, voir p. 76-77.*

Hachis parmentier gratiné au pont-l'évêque

Pour 2 personnes

Préparation : 15 min

Cuisson : 6 min

INGRÉDIENTS

- 460 g de viande hachée*
- 1 pont-l'évêque
- 2 bols de 33 cl de purée
- 1 échalote
- 1 cuil. à soupe de graisse de canard
- 10 g de beurre pour beurrer le plat à gratin
- 1/4 de gousse d'ail
- Sel, poivre

- Presser l'ail et hacher l'échalote.
- Couper le pont-l'évêque en fines lamelles.
- Dans une poêle faire fondre la graisse de canard.
- Quand la graisse est chaude y faire fondre l'échalote en remuant sans laisser prendre couleur.
- Ajouter la viande, saler, poivrer et ajouter l'ail pressé.
- Bien mélanger le tout et faire cuire à feu vif pendant 5 min.
- Beurrer le plat à gratin, étaler un bol de purée, verser la viande dessus, étaler sur la viande le second bol de purée et enfin recouvrir la purée avec les lamelles de pont l'évêque.
- Mettre le plat sous le gril du four, le temps de faire gratiner le fromage.
- Servir sur des assiettes bien chaudes.

Accompagnement

Les légumes du plat constituent la garniture.

Bon à savoir

- *Pour avoir de la graisse, il suffit de la récupérer dans la poêle où on aura fait cuire des magrets ou des cuisses de canard.*

** Les quantités sont calculées pour une personne mesurant 1,70 m ayant un métier actif. Pour les adapter à votre cas, voir p. 76-77.*

Rumsteck poêlé à l'échalote et poivre mignonnette

Pour 2 personnes

Préparation : 10 min

Cuisson : 6 à 8 min

INGRÉDIENTS

1 beau rumsteck bien épais (soit 460 g)*

1 échalote

10 g de beurre

Sel, poivre mignonnette

- Dans une poêle antiadhésive faire chauffer le beurre.
- Éplucher et hacher l'échalote, la jeter dans la poêle dès que le beurre est chaud.
- Lorsque l'échalote est transparente, la débarrasser sur une petite assiette.
- Mettre le rumsteck dans la poêle, le saisir à feu vif, saler et poivrer.
- Dès que la viande est rissolée, la retourner, saler, poivrer et cuire 3 min à feu vif.
- Au bout des 3 min, baisser le feu.
- Dès que le sang perle à la surface de la viande celle-ci est cuite « saignante ».
- Pour une viande « à point » laisser 1 ou 2 min de plus suivant l'épaisseur du rumsteck.
- Remettre les échalotes sur la viande et servir aussitôt en 2 morceaux sur 2 assiettes chaudes.

Accompagnement

On pourra accompagner ce plat de frites ou de purée.

** Les quantités sont calculées pour une personne mesurant 1,70 m ayant un métier actif. Pour les adapter à votre cas, voir p. 76-77.*

Rumstecks et purée au gratin

Pour 4 personnes

Préparation : 10 min

Cuisson : 6 min

INGRÉDIENTS

- 4 rumstecks de 230 g*
- 1 sachet de purée instantanée
- 40 cl de lait
- 40 cl d'eau
- 1 cuil. à café de sel
- 1 cuil. à soupe de crème fraîche
- 10 g de beurre
- 80 g de gruyère râpé
- Noix muscade
- Herbes de Provence
- Sel, poivre

• Dans une casserole mettre l'eau et le lait et faire bouillir.

• Verser le tout dans un saladier, y jeter en pluie le contenu du sachet de purée.

• Laisser reposer 2 min, ajouter le beurre, la crème, le poivre et une pointe de muscade.

• Mélanger le tout.

• Prendre 4 plats à gratin individuels et mettre dans chacun 2 ou 3 cuil. à soupe de purée, recouvrir de gruyère râpé et mettre au four juste sous le gril pour faire gratiner.

• Pendant ce temps faire chauffer une poêle antiadhésive.

• Quand elle est bien chaude, y placer les rumstecks, saler, poivrer et parsemer d'herbes de Provence.

• Quand le premier côté est bien saisi, le retourner, poivrer et saupoudrer à nouveau d'herbes de Provence. On ne resale pas.

• Et laisser cuire jusqu'à ce que le sang perle à la surface des rumstecks.

Accompagnement

La purée constitue la garniture.

Bon à savoir

• Les 20 g de gruyère râpé par personne compléteront les 230 g de viande.

** Les quantités sont calculées pour une personne mesurant 1,70 m ayant un métier actif. Pour les adapter à votre cas, voir p. 76-77.*

Onglet à la moutarde

Pour 2 personnes

Préparation : 13 min

Cuisson : 14 min

INGRÉDIENTS

2 onglets de 230 g*

2 cuil. à soupe de moutarde

1 cuil. à soupe d'huile d'olive

10 g de beurre

1 échalote hachée

1/2 cuil. à café de sucre en poudre

4 cuil. à soupe de vin rouge

Sel, poivre

• Dans une poêle antiadhésive faire chauffer l'huile et le beurre, dès qu'ils sont chauds y faire fondre l'échalote hachée.
• Pendant ce temps, tartiner de moutarde les 2 onglets sur une face, saler et poivrer.
• Dès que l'échalote est transparente, déposer les onglets dans la poêle et les saisir à feu vif pendant une min.
• Retourner les onglets et les tartiner sur l'autre face avec la moutarde, saler, poivrer et faire cuire à nouveau à feu vif pendant 2 min.
• Baisser le feu puis faire cuire à feu moyen pendant 5 à 10 min suivant l'épaisseur des tranches de viande.
• Quand le sang perle à la surface de la viande celle-ci est saignante.
• Débarrasser les onglets sur 2 assiettes chaudes.
• Verser le vin et le sucre en poudre dans la poêle à feu vif pour la déglacer en grattant bien les sucs avec une cuillère en bois.
• Maintenir à feu vif pendant 1 min.
• Napper les onglets avec la sauce obtenue.

Accompagnement

On accompagnera ce plat de petits pois ou de pommes de terre (purée ou frites).

Bon à savoir

• *Aucun risque d'alcooliser ce plat, la cuisson de la sauce se faisant à feu vif et à découvert !*

* *Les quantités sont calculées pour une personne mesurant 1,70 m ayant un métier actif. Pour les adapter à votre cas, voir p. 76-77.*

Steaks hachés au parfum de merguez

Pour 2 personnes

Préparation : 5 min

Cuisson : 10 min

INGRÉDIENTS

4 steaks hachés de 100 g*

2 merguez

1 cuil. à café d'huile de pépins de raisins

Sel, poivre

• Faire chauffer une poêle antiadhésive, dès qu'elle est chaude y faire cuire à part les merguez à feu moyen pendant 6 à 7 min, puis débarrasser sur une assiette.

• Jeter le gras de cuisson des merguez, essuyer la poêle et y mettre à chauffer la cuil. à café d'huile de pépins de raisin.

• Dès que l'huile est chaude déposer les steaks hachés dans la poêle, saler, poivrer, faire cuire à feu vif pendant 2 min.

• Pendant la cuisson couper les merguez en rondelles.

• Au bout de 2 min retourner les steaks hachés, saler, poivrer, mettre à feu moyen, poser les rondelles de merguez sur les steaks et faire cuire 2 min.

• Servir sur 2 assiettes chaudes.

Accompagnement

Servir avec de la purée de pommes de terre.

Bon à savoir

• *Faites faire vos steaks hachés par votre boucher, il connaît l'origine et la qualité de la viande qu'il vous vend.*

** Les quantités sont calculées pour une personne mesurant 1,70 m ayant un métier actif. Pour les adapter à votre cas, voir p. 76-77.*

Steak tartare

Pour 2 personnes

Préparation : 10 min

INGRÉDIENTS

250 g de steak haché*

1 jaune d'œuf

4 petits oignons grelots au vinaigre

1 cuil. à café de câpres

1 cuil. à café de persil plat haché

1/2 cuil. à café d'échalote

1 cuil. à soupe d'huile d'olive

1/2 cuil. à café de moutarde forte de Dijon

1/2 cuil. à café de Worcestershire sauce ou de ketchup pour les amateurs

Sel, poivre du moulin

• On mélange le tout dans une assiette et on déguste !

Accompagnement

Ce plat se mange seul ou accompagné de frites.

** Les quantités sont calculées pour une personne mesurant 1,70 m ayant un métier actif. Pour les adapter à votre cas,* *voir p. 76-77.*

Pot au feu de canard

Pour 4 personnes

Préparation : 30 min

Cuisson : 1 h 30

INGRÉDIENTS

1 canard de 1,5 kg*

4 os à moelle

5 l d'eau

1 poireau

2 branches de céleri

1 oignon piqué de 2 clous de girofle

1/2 chou blanc

1 navet

1 carotte

4 pommes de terre

1 gousse d'ail non épluchée

Le bouquet garni

Persil

Thym

Laurier

1 branche d'aneth

La veille

- Préparer la farce en mélangeant tous les ingrédients.
- Farcir le canard et le recoudre soigneusement.
- Laisser reposer au frais jusqu'au jour même.

Le jour même

- Poser le canard dans une grande marmite, verser l'eau froide dessus, porter à ébullition sans couvrir et ne pas saler.
- Écumer, baisser le feu et laisser frémir pendant 40 min tout en continuant à écumer pour obtenir un bouillon clair.

Pendant ce temps

- Éplucher et peler les légumes sauf la gousse d'ail, les couper en morceaux.
- Les ajouter au canard avec le bouquet garni et la gousse d'ail entière.
- Envelopper les os à moelle dans du papier d'aluminium pour empêcher la moelle de s'échapper de l'os.
- Saler et poivrer le plat.
- Cuire à petit bouillon pendant 50 min.

Le plat

- Sortir le canard et le découper.
- Mettre dans une saucière la farce et une petite louche de bouillon.

La farce

1 petit oignon haché finement

Le foie du canard haché menu

1 cuil. à soupe d'armagnac

50 g de mie de pain de campagne haché finement

1 gousse d'ail hachée finement

Sel, poivre

L'accompagnement

2 cornichons en rondelles

1 tasse de gros sel de Guérande

• Servir sur des assiettes chaudes les morceaux de canard entourés de légumes, accompagnés de 4 tasses contenant : l'une, les 2 cornichons coupés en rondelles, l'autre, le gros sel de Guérande et les deux autres le bouillon.

Accompagnement

Les pommes de terre du plat constituent la garniture.

Bon à savoir

• *On peut garder les 2 tasses de bouillon pour un délicieux petit déjeuner en les accompagnant de petits croûtons aillés et de fromage râpé.*

• *Les légumes sont là pour donner du goût et seront les bienvenus pour compléter un accompagnement de légumes le soir, si par sagesse on s'abstient de les manger le midi avec les pommes de terre.*

* *Les quantités sont calculées pour une personne mesurant 1,70 m ayant un métier actif. Pour les adapter à votre cas, voir p. 76-77.*

Cuisses de canard à l'orange

Pour 2 personnes

Préparation : 25 min

Cuisson : 40 min

INGRÉDIENTS

2 cuisses de canard (soit 560 g)*

1 cuil. à soupe de liqueur d'orange

10 cl de vin blanc

2 oranges non traitées

1 oignon émincé finement

1 carotte coupée en fines rondelles

2 cuil. à soupe de vinaigre de miel

Sel, poivre

1/2 cuil. à café de sucre

Le bouquet garni :

2 brins de thym

1 petite branche de céleri

1 petite branche de sauge (3 à 4 feuilles)

• Bien laver les oranges, prélever les zestes, les tailler en fine julienne et les réserver.
• Presser le jus d'orange et le réserver.
• Détailler la deuxième orange en quartiers pelés à vif et les réserver.
• Faire chauffer à feu moyen une sauteuse anti-adhésive, y déposer les cuisses côté peau pour les faire dorer pendant 3 à 5 min, puis les retourner. Quand elles sont dorées des deux côtés, les débarrasser sur une assiette.
• Enlever de la sauteuse et réserver toute la graisse, qui servira à faire des pommes de terre à la sarladaise, sauf 1 cuil. à soupe dans laquelle on fait revenir l'oignon émincé.
• Quand l'oignon est transparent, ajouter les rondelles de carottes et le bouquet garni, mouiller avec le vin blanc et remuer avec une cuil. en bois.
• Déposer les cuisses, parsemer la moitié des zestes, saler, poivrer, couvrir et laisser mijoter 25 min.
• Ajouter les quartiers d'orange et laisser cuire encore 10 min.

Pendant le temps de cuisson du canard

• Faire chauffer dans une casserole le vinaigre, le jus d'orange, le sucre et les zestes, faire réduire d'un tiers, ajouter la liqueur et laisser frémir 3 min environ, jusqu'à obtenir une sauce sirupeuse.
• Sur 2 assiettes chaudes, dresser les cuisses sur les légumes de cuisson, entourées de quartiers d'orange et nappées de sauce.

Accompagnement

On accompagnera ce plat de riz.

Bon à savoir

- *Le soir, on doublera la portion de carottes.*
- *Le canard, ayant la bienheureuse particularité de ne contenir que des graisses bénéfiques, le blocage partiel de celles-ci par l'orange ne gênera pas les gens sujets à l'hypercholestérolémie. En revanche, les diabétiques insulinodépendants devront, hélas, s'abstenir de ce plat délicieux.*

* *Les quantités sont calculées pour une personne mesurant 1,70 m ayant un métier actif. Pour les adapter à votre cas,* *voir p. 76-77.*

Cuisses de canard poêlées au sel de Guérande

Pour 2 personnes

Préparation : 5 min

Cuisson : 35 min

Ingrédients

2 grosses cuisses de canard (soit 280 g par pers.)*

Poivre mignonnette

Sel de Guérande

- Dans une sauteuse à fond épais préchauffée, saisir les cuisses de canard côté peau.
- Saler, poivrer côté chair et couvrir avec le couvercle de la sauteuse.
- Cuire pendant 20 min.
- Retourner les cuisses et cuire encore 10 à 15 min suivant l'épaisseur de celles-ci et le goût de chacun.

Accompagnement

Servir avec des pommes de terre sautées à l'échalote (p. 135).

** Les quantités sont calculées pour une personne mesurant 1,70 m ayant un métier actif. Pour les adapter à votre cas, voir p. 76-77.*

Escalopes de dinde et fruits confits à la sauce moutarde

Pour 2 personnes

Préparation : 10 min

Cuisson : 16 min

INGRÉDIENTS

560 g d'escalope de dinde*

1 pot de moutarde fine à l'estragon

2 grosses cuil. à soupe de crème fraîche

1 cuil. à soupe d'huile de pépins de raisin

1 mandarine confite

2 cerises confites

1 morceau d'écorce d'orange confite

1 morceau d'écorce de citron confite

4 dés d'angélique confite

Sel, poivre

• Dans une poêle faire chauffer l'huile.
• Pendant ce temps, tartiner copieusement les deux faces des escalopes avec la moutarde, puis les mettre dans la poêle, saler, poivrer et les faire saisir à feu vif.
• Dès que la viande est saisie, mettre à feu doux.
• Au bout de 5 min, retourner les escalopes et les faire cuire encore 10 min suivant l'épaisseur de la viande.
• En fin de cuisson, ajouter dans la poêle la crème, les fruits confits pour qu'ils chauffent 1 ou 2 min.
• Dès qu'ils sont chauds, déposer les fruits à part égales dans deux assiettes chaudes avec les escalopes.
• Gratter la poêle à la spatule pour bien recueillir les sucs de la sauce puis verser celle-ci sur les escalopes et les fruits.

Accompagnement

On accompagnera ce plat avec du riz pilaf.

Bon à savoir

• *Ce plat pourra se manger le soir en petites parts, avec une pomme en l'air cuite. En revanche, il est formellement interdit aux diabétiques insulino-dépendants et peu recommandé dans les diabètes de surcharge.*

* *Les quantités sont calculées pour une personne mesurant 1,70 m ayant un métier actif. Pour les adapter à votre cas, voir p. 76-77.*

Escalopes de dinde en vinaigrette de xérès

Pour 2 personnes

Préparation : 10 min

Cuisson : 10 min

INGRÉDIENTS

560 g d'escalope de dinde*

10 g de beurre

1/2 cuil. à café de graines d'aneth

2 cuil. à soupe de vinaigre de xérès

Sel, poivre

- Dans une poêle antiadhésive mettre le beurre et le faire fondre à feu vif.
- Dès qu'il est bien chaud, mettre les escalopes à saisir pendant 1 min maximum, saler et poivrer.
- Retourner aussitôt les escalopes, les saler et les poivrer à nouveau, les arroser d'une cuil. à café de vinaigre et baisser le feu.
- Laisser cuire à feu doux 10 à 15 min suivant l'épaisseur de la viande.
- Déposer les escalopes sur des assiettes chaudes.
- Verser dans la poêle la seconde cuil. à café de vinaigre et bien gratter à la cuillère en bois tous les sucs de cuisson pour en napper les escalopes.

Accompagnement

On accompagnera ce plat avec des lentilles en vinaigrette de xérès.

Bon à savoir

- *Le soir, on accompagnera les escalopes de dinde (2 fois 200 g) avec des poireaux à la vinaigrette de xérès.*

** Les quantités sont calculées pour une personne mesurant 1,70 m ayant un métier actif. Pour les adapter à votre cas,* *voir p. 76-77.*

Escalopes de dinde à l'orange et au cumin

Pour 2 personnes

Préparation : 5 min

Cuisson : 10 min

INGRÉDIENTS

560 g de dinde*

1 cuil. à soupe d'huile d'olive

10 g de beurre

1 cuil. à café de graines de cumin

1/2 orange (jus)

1/2 orange (zeste râpé)

Sel, poivre

• Dans une poêle antiadhésive faire chauffer l'huile d'olive et le beurre.
• Quand le mélange est bien chaud y déposer les escalopes, les saupoudrer avec la moitié du zeste râpé et la moitié du cumin.
• Saler et poivrer.
• Laisser cuire 5 min les escalopes puis les retourner et parsemer du reste du cumin et du zeste.
• Arroser avec le jus d'orange et laisser cuire 2 à 3 min suivant l'épaisseur des escalopes.

Accompagnement

Servir avec du riz au cumin.

Bon à savoir

• *On servira ce plat le soir avec des carottes à l'orange et au cumin (p. 295) en veillant à ne mettre que 400 g de dinde.*

* *Les quantités sont calculées pour une personne mesurant 1,70 m ayant un métier actif. Pour les adapter à votre cas, voir p. 76-77.*

Persillé de lapin en gelée de cidre

Pour 2 personnes

Préparation : 3 jours à l'avance

Cuisson : 2 h

INGRÉDIENTS

- 1/2 lapin désossé et coupé en gros dés par le boucher, avec ses os*
- 2 verres de cidre
- 1 bouquet garni
- 1 noix de muscade
- 1 oignon
- 5 feuilles de gélatine
- 1 concombre
- 125 g de crème fraîche
- 1 bouquet de ciboulette
- 35 g de moutarde
- 2 échalotes
- Persil
- Sel, poivre

Le premier jour

Réaliser le fond du lapin

• Dans une casserole verser 1,5 l d'eau, le cidre, ajouter l'oignon émincé, le bouquet garni et les os.

• Faire cuire 20 min.

• Filtrer le tout et mettre à réduire jusqu'à un verre de liquide.

Réaliser la marinade

• Mettre dans une terrine le lapin, le persil, les échalotes hachées finement, le bouquet de ciboulette, la muscade et ajouter le fond du lapin.

• Saler et poivrer largement car ce plat froid a besoin d'être plus épicé qu'un plat chaud et laisser reposer jusqu'au lendemain.

Le deuxième jour

• Mettre à cuire dans une terrine 1 h 30 dans un bain d'eau bouillante.

• En fin de cuisson, récupérer le jus en basculant la terrine et pressant bien à la spatule la préparation de lapin.

• Faire réduire le jus des 2/3 dans une petite casserole et y ajouter 5 feuilles de gélatine qu'on aura d'abord passées à l'eau froide et pressées.

• Puis le remettre sur le contenu de la terrine qu'on va laisser encore reposer 24 heures.

Le troisième jour
Réaliser l'accompagnement

• Éplucher et couper le concombre en grosses frites, sans laisser de pépins, le cœur étant indigeste.

• Dans un saladier, mélanger la crème et la moutarde, y mettre les concombres. Saler et poivrer légèrement, la moutarde étant en soi un condiment très complet.

• Laver la ciboulette et la sécher sur un papier absorbant, la ciseler en petits morceaux et la parsemer sur les légumes.

Accompagnement

Servir avec la terrine en gelée.

Bon à savoir

• *Ce plat riche en crème sera allégé par le concombre mais ne pourra, à l'évidence, pas se manger le soir.*

* *Les quantités sont calculées pour une personne mesurant 1,70 m ayant un métier actif. Pour les adapter à votre cas, voir p. 76-77.*

Cuisses de lapin aux échalotes et petits lardons

Pour 2 personnes

Préparation : 15 min

Cuisson : 1 h

INGRÉDIENTS

- 4 belles cuisses de lapin*
- 4 cuil. à soupe de vin blanc
- 1 belle échalote
- 100 g de petits lardons
- 2 cuil. à soupe d'huile d'olive
- 16 baies de genièvre
- Marjolaine, sel, poivre

• Hacher l'échalote.

• Dans une sauteuse antiadhésive, mettre à chauffer les deux cuil. à soupe d'huile d'olive.

• Dès qu'elle est chaude, y faire rissoler les petits lardons à feu vif et, dès qu'ils sont bien dorés, les réserver dans une assiette.

• Baisser le feu sous la poêle et y faire fondre l'échalote hachée.

• Dès que l'échalote est transparente poser dessus les cuisses de lapin avec les petits lardons et les graines de genièvre.

• Poivrer largement mais saler légèrement à cause des petits lardons et parsemer de marjolaine.

• Arroser avec le vin blanc, couvrir et laisser mijoter pendant au moins 1 h en surveillant la cuisson pour ajouter un peu d'eau ou un glaçon de bouillon si le jus réduit trop vite.

Accompagnement

On accompagnera ce plat de salsifis.

Bon à savoir

• On peut remplacer la marjolaine par de l'origan.

• Ce plat peut se préparer la veille et être réchauffé juste avant de le servir.

** Les quantités sont calculées pour une personne mesurant 1,70 m ayant un métier actif. Pour les adapter à votre cas, voir p. 76-77.*

Côtes de porc vinaigrette aux lentilles et aux petits lardons

Pour 2 personnes

Préparation : 10 min

Cuisson : 22 min

INGRÉDIENTS

4 côtes de porc*

1 vingtaine de petits lardons

1 échalote hachée

Herbes de Provence

4 à 6 grosses cuil. à soupe de lentilles cuites

Sel, poivre

La vinaigrette

1 cuil. à soupe de vinaigre

1 cuil. à café de moutarde

2 cuil. à soupe d'huile d'olive

1 cuil. à soupe d'huile de pépins de raisin

Sel, poivre

- Faire chauffer à feu vif une poêle antiadhésive, y poser les 4 côtes et les saisir de chaque côté en les saupoudrant avec les herbes.
- Baisser le feu, ajouter l'échalote hachée et les lardons, saler, poivrer et faire cuire à feu doux environ 10 min de chaque côté.
- Pendant ce temps on va préparer la vinaigrette.
- Dans un saladier, mettre le sel, le poivre, la moutarde, la cuillère de vinaigre et bien mélanger le tout.
- Ajouter ensuite les 2 cuil. à soupe d'huile d'olive et la cuillerée à soupe d'huile de pépins de raisin.
- Dès que les côtes sont cuites, les découper en morceaux puis les placer avec les lardons dans le saladier avec 4 à 6 grosses cuillerées à soupe de lentilles.
- Mélanger le tout et mettre ensuite dans une boîte étanche.
- On n'oubliera pas d'emporter 2 cuil. à soupe.

Accompagnement

Les lentilles du plat constituent la garniture.

* *Les quantités sont calculées pour une personne mesurant 1,70 m ayant un métier actif. Pour les adapter à votre cas,* *voir p. 76-77.*

Côtes de porc sauce aigre-douce

Pour 2 personnes

Préparation : 5 min

Cuisson : 16 min

INGRÉDIENTS

Pour le midi :
4 côtes de porc*

Sauce aigre-douce à la cantonaise (sauce Amora en pot de 420 g)

Marjolaine ou origan

Sel, poivre

- Faire chauffer une poêle antiadhésive, y saisir les côtes sur les 2 faces, parsemer de marjolaine.
- Saler, poivrer.
- Baisser le feu et laisser mijoter 7 min sur chaque face, ajouter la sauce aigre-douce dans la poêle et laisser cuire encore 5 min.

Accompagnement

Servir avec du riz.

Bon à savoir

- *Côtes de porc accompagnées d'épinards suffiront pour le soir.*

** Les quantités sont calculées pour une personne mesurant 1,70 m ayant un métier actif. Pour les adapter à votre cas, voir p. 76-77.*

Grillades de porc aux trois saveurs

Pour 2 personnes

Préparation : 15 min

Cuisson : 25 min

INGRÉDIENTS

500 g de grillades de porc dans l'échine*

1 orange (zeste)

1/2 orange (jus)

1 doigt de gingembre

2 cuil. à café de miel liquide

1 cuil. à café de poudre d'épices aux 5 parfums

Sel

• Râper le zeste d'une orange.
• Éplucher le doigt de gingembre et en râper une bonne cuillerée à café.
• Parsemer une face des grillades avec la poudre de zeste d'orange et de gingembre.
• Mélanger la cuil. à café de poudre d'épices avec les deux cuillerées à café de miel, puis étaler le mélange en nappage sur les grillades.
• Faire chauffer une poêle antiadhésive, y poser les grillades face nappée au-dessus.
• Lorsque la viande est saisie, mettre à feu doux, ajouter le jus d'orange et laisser cuire pendant 20 min.
• 10 min avant la fin de la cuisson, allumer le gril du four ; à la fin de la cuisson, placer 5 min les grillades sous le gril afin de les caraméliser.

Accompagnement
Servir ce plat avec de la purée.

Bon à savoir
• *On peut râper le zeste de l'orange en le passant dans une moulinette à persil.*
• *On servira ce plat le soir avec 230 g de viande par pers. et accompagné de carottes aux petits raisins à la saveur d'orange (p. 292).*

** Les quantités sont calculées pour une personne mesurant 1,70 m ayant un métier actif. Pour les adapter à votre cas, voir p. 76-77.*

Côtes de porc à l'anis

Pour 2 personnes

Préparation : 15 min

Cuisson : 30 min

INGRÉDIENTS

2 grillades de porc dans l'échine*

2 cuil. à soupe d'huile d'olive

6 tomates épluchées

1/2 poivron épluché

2 cuil. à café de graines d'anis

1/2 cuil. à café de sucre en poudre

1 pointe de poivre de Cayenne

Sel, poivre

- Dans une sauteuse antiadhésive, faire chauffer l'huile d'olive avec une cuil. à café de graines d'anis.
- Éplucher les tomates et le 1/2 poivron puis les couper en dés, les déposer dans la sauteuse.
- Saler, poivrer, saupoudrer de sucre et ajouter une pointe de poivre de Cayenne.
- Couvrir et laisser mijoter à feu doux au moins 30 min.
- Faire chauffer une poêle antiadhésive et quand elle est bien chaude, y saisir les grillades 3 min de chaque côté.
- Baisser le feu, saler, poivrer, parsemer 1/2 cuil. à café de graines d'anis et laisser cuire.
- Au bout de 10 min, retourner les grillades, saler, poivrer, parsemer avec le reste des graines d'anis et les faire cuire encore 10 min.
- Vérifier la cuisson puis les déposer sur les tomates et le poivron dès que ceux-ci sont cuits mais baignent encore dans un peu de jus.
- Arroser avec le jus de cuisson des grillades.

Accompagnement

On accompagnera ce plat de pâtes ou de polenta.

** Les quantités sont calculées pour une personne mesurant 1,70 m ayant un métier actif. Pour les adapter à votre cas, voir p. 76-77.*

Grillades de porc au citron

Pour 2 personnes

Préparation : 5 min

Cuisson : 30 min

INGRÉDIENTS

4 belles grillades de porc*

1 citron

Sel, poivre

• Lever les zestes du citron, les râper puis extraire le jus du fruit.
• Faire chauffer une poêle antiadhésive à feu vif et y déposer les grillades pour les saisir.
• Parsemer de la moitié du zeste râpé, saler et poivrer.
• Dès que la face contre la poêle est rissolée, retourner les grillades et les assaisonner avec le sel, le poivre et le reste du zeste.
• Laisser cuire 2 min à feu vif puis baisser le feu et laisser cuire à feu doux pendant 25 min.
• En fin de cuisson déglacer la poêle avec le jus du citron.

Accompagnement

Servir ce plat avec du riz créole.

Bon à savoir

• *On accompagnera ce plat le soir divisé par deux avec des endives au citron.*
• *Contrairement aux idées reçues, la viande de porc n'est absolument pas interdite aux gens souffrant d'hypercholestérolémie, ce qui n'est pas le cas de la charcuterie.*

** Les quantités sont calculées pour une personne mesurant 1,70 m ayant un métier actif. Pour les adapter à votre cas, voir p. 76-77.*

Rôti de porc

Pour 6 personnes

Préparation : 5 min

Cuisson : 65 min

Repos : 10 min

INGRÉDIENTS

1,6 kg de rôti dans l'échine désossé et ses os concassés*

3 têtes d'ail

1 l de lait entier

Muscade

Sel, poivre

- Séparer les gousses des têtes d'ail, ne pas les éplucher.
- Dans une petite cocotte, mettre les gousses, le rôti, le lait, quelques os concassés, saler, poivrer et ajouter une pointe de couteau de noix muscade râpée.
- Mettre le four à chauffer à 180-210 °C (th. 6-7).
- Poser la cocotte sur la plaque de cuisson, porter au seuil de l'ébullition à feu moyen en veillant à ce que le lait ne déborde pas.
- Retourner le rôti et enfourner pour 1 h à 200 °C (th. 6-7) en retournant le rôti tous les quarts d'heure.
- Éteindre le four, couvrir la cocotte et laisser reposer 10 min.
- Enlever le rôti pour le découper.
- Passer au chinois le jus de cuisson en pressant pour extraire tous les sucs.
- Réserver en saucière.
- Découper le rôti et le servir bien chaud.

Accompagnement

Servir ce plat avec une purée de pois cassés

** Les quantités sont calculées pour une personne mesurant 1,70 m ayant un métier actif. Pour les adapter à votre cas, voir p. 76-77.*

Cuisses de poulet aux épices et aux châtaignes

Pour 2 personnes

Préparation : 10 min

Cuisson : 28 min

INGRÉDIENTS

- 4 cuisses de poulet
- 2 échalotes
- 2 oignons
- 20 cl de lait de coco
- 200 g de châtaignes épluchées
- 2 gousses d'ail
- 2 cuil. à soupe d'huile d'olive
- 1 cuil. à soupe de gingembre
- 1 cuil. à soupe de cumin en graines
- 1/2 cuil. à café de cannelle en poudre
- 1 cuil. à café de cardamome
- 1 cuil. à café de coriandre en poudre
- 2 clous de girofle
- 3 branches de persil
- 1 branche de coriandre
- Sel, poivre

• Éplucher et émincer finement les oignons et échalotes, et éplucher l'ail.

• Dans une sauteuse antiadhésive faire chauffer l'huile d'olive à feu modéré.

• Quand l'huile est chaude, y faire revenir les oignons et les échalotes.

• Quand ils sont transparents ajouter l'ail pressé, les épices, 20 cl de lait de coco et 10 cl d'eau. Saler et poivrer.

• Couvrir et laisser cuire doucement pendant 10 min.

• Ajouter les cuisses de poulet, les branches de persil et coriandre. Laisser mijoter encore 10 min.

Pendant ce temps

• Faire bouillir une casserole d'eau salée et y jeter les châtaignes épluchées, laisser cuire 15 min après la reprise de l'ébullition.

• Dès qu'elles sont cuites les égoutter.

• Les 20 min de cuisson du poulet sont à ce moment achevées, ajouter alors les châtaignes égouttées dans la sauteuse.

• Vérifier l'assaisonnement et laisser cuire au moins 5 min.

• Servir sur des assiettes chaudes.

Accompagnement

Les châtaignes du plat constituent la garniture.

Les quantités sont calculées pour une personne mesurant 1,70 m ayant un métier actif. Pour les adapter à votre cas, *voir p. 76-77.*

Langue de veau

Pour 2 personnes

Préparation :
10 min + 10 min (sauce)

Cuisson : 3 h
+ 16 min (sauce)

INGRÉDIENTS

1 langue de veau*

1 oignon piqué d'un clou de girofle

1 poireau

2 carottes

1 navet

1 gousse d'ail

1 branche de céleri

2 brins de thym

1/2 feuille de laurier

4 ou 5 grains de coriandre

Sauce à la diable

10 cl de vin blanc sec

10 cl de vinaigre de vin blanc à l'estragon

1 échalote

20 g de beurre

1 cuil. à soupe de farine

50 cl de bouillon

Estragon haché

Ciboulette ciselée

Poivre de Cayenne

- Demander à votre boucher de débarrasser la langue de toutes les parties graisseuses qui y adhèrent.
- Remplir un faitout d'eau froide salée, y plonger la langue, porter à ébullition et maintenir celle-ci pendant 15 min.
- Retirer la langue, la plonger dans l'eau froide et retirer la peau à l'aide d'un couteau pointu.
- Faire bouillir dans le faitout 2 l d'eau salée et poivrée.
- Lorsqu'elle bout, y jeter les légumes et les aromates (ne pas oublier d'ôter le germe de la gousse d'ail) puis la langue.
- Couvrir et maintenir une légère ébullition pendant 2 h 30.
- Égoutter.
- Découper en tranches et servir avec des frites et la sauce diable dans des assiettes qu'on aura pris la précaution de faire chauffer, ce plat devant impérativement se manger chaud.

Sauce à la diable

- Dans une petite casserole, mettre le vinaigre, le vin blanc et l'échalote.
- Amener à feu moyen jusqu'à ébullition, puis faire réduire des 3/4.
- Dans une autre casserole mettre le beurre et la farine.

• Faire chauffer à feu moyen tout en remuant avec une cuillère en bois, augmenter un peu le feu pour faire blondir légèrement le mélange, mouiller avec le bouillon en le versant d'un coup dans la casserole, puis ajouter le contenu de la première casserole.
• Porter à ébullition et maintenir celle-ci pendant 5 min.
• Vérifier le degré de sel qui varie suivant que vous avez employé un bouillon instantané souvent très salé ou le bouillon de cuisson de la langue.
• Poivrer de deux tours de moulin, d'une pointe de couteau de Cayenne et ajouter les herbes.
• Servir en saucière.

Accompagnement

Servir avec des frites.

Bon à savoir

• *Pour goûter toute la saveur de ce plat, on pourra manger les légumes en diminuant un peu la part de frites.*

** Les quantités sont calculées pour une personne mesurant 1,70 m ayant un métier actif. Pour les adapter à votre cas,* *voir p. 76-77.*

Côtes de veau et purée express

Pour 2 personnes

Préparation : 5 min

Cuisson : 12 min

INGRÉDIENTS

4 côtes de veau (soit 140 g par personne)*

1 cuil. à café d'huile d'olive

1 sachet de purée instantanée

40 cl d'eau

40 cl de lait

1 cuil. à café de sel fin

1 pointe de couteau de noix muscade

10 g de beurre

1 cuil. à soupe de crème fraîche

Marjolaine

Sel, poivre

Les côtes de veau

• Dans une grande poêle antiadhésive, faire chauffer l'huile d'olive à feu vif. Y mettre les côtes de veau à saisir sur les deux faces.

• Saler, poivrer, parsemer de marjolaine.

• Baisser le feu et laisser cuire suivant leur épaisseur. Environ 5 min sur une face puis 3 à 4 min de l'autre.

La purée mousseline

• On réalise la purée mousseline pendant la cuisson du veau.

• Pour ne pas salir inutilement une casserole, verser le lait dans un récipient allant au micro-ondes. Saler, enfourner et mettre le four à pleine puissance pendant 3 min.

• Pendant ce temps, mettre l'eau à bouillir.

• Verser le sachet de purée sur le lait sorti du four, puis l'eau bouillante.

• Laisser reposer 2 min, ajouter le beurre et la crème, poivrer et mettre la muscade.

• Mélanger le tout aussitôt et servir dans une assiette chaude autour des côtes de veau.

Accompagnement

La purée du plat constitue la garniture.

** Les quantités sont calculées pour une personne mesurant 1,70 m ayant un métier actif. Pour les adapter à votre cas, voir p. 76-77.*

Escalopines de veau en papillotes farcies à la provençale

Pour 2 personnes

Préparation : 15 min

Cuisson : 25 min

INGRÉDIENTS

500 g d'escalopes de veau*

18 olives noires

18 feuilles de basilic

2 branches d'estragon

2 filets d'huile d'olive

2 cuil. à soupe de vin blanc sec

Sel, poivre

• Faire tailler par le boucher 6 petites escalopes fines.

• Dénoyauter les olives, les hacher grossièrement.

• Ciseler les feuilles de basilic.

• Saler et poivrer les escalopes, les recouvrir de basilic et de hachis d'olives.

• Rouler les escalopes et les maintenir à l'aide d'une pique en bois.

• Découper deux rectangles de papier d'aluminium, déposer 3 escalopes par papillote, ajouter le vin blanc, l'huile d'olive et l'estragon.

• Fermer soigneusement et mettre au four à 180 °C (th. 6) pendant 25 min.

Accompagnement

Servir avec de la purée.

Bon à savoir

• *Pour le soir, servir avec des dés de tomates à la vinaigrette tiédis au micro-ondes et parsemés de fines herbes.*

** Les quantités sont calculées pour une personne mesurant 1,70 m ayant un métier actif. Pour les adapter à votre cas,* *voir p. 76-77.*

Longe de veau et sa rognonnade

Pour 6 personnes

Préparation : 20 min

Cuisson : 1 h 30

INGRÉDIENTS

- 1,5 kg de longe de veau désossée*
- 2 échalotes émincées
- 6 petites carottes nouvelles
- 2 rognons de veau
- 3 oignons émincés finement
- 10 petits oignons grelots
- 250 g de petits champignons de Paris
- 10 cl de vin blanc
- 2 branches de céleri coupées en dés
- 1 bouquet garni
- 10 cl de bouillon de volaille
- 500 g de petits pois frais écossés ou en boîte
- Sel, poivre

• Demander à votre boucher de désosser la longe de veau et de la barder autour des rognons en enfermant ceux-ci le moins possible.

• Dans une cocotte antiadhésive, faire dorer ce rôti sans matière grasse, à feu vif, sur toutes ses faces.

• Ajouter les oignons et les échalotes émincés, mouiller avec le vin blanc et le bouillon de volaille instantané, porter à ébullition puis ajouter les oignons grelots, les carottes nouvelles entières ou, si elles sont anciennes, coupées en rondelles de 1 cm d'épaisseur, les champignons, les dés de céleri et le bouquet garni.

• Saler, poivrer, couvrir et cuire à feu très doux pendant 1 h en retournant le rôti de temps en temps.

• Ajouter les petits pois frais et un peu de bouillon s'il y a lieu, cuire encore 30 min.

• Découper le rôti et sa rognonnade, le présenter sur un plat chaud entouré des légumes prélevés à l'aide d'une écumoire.

• Ôter le bouquet garni, faire réduire à gros bouillons 2 à 3 min le jus de la cocotte et servir en saucière.

Accompagnement

Les petits pois du plat constituent la garniture.

Bon à savoir

• Ce plat doit se manger bien chaud, il faudra donc faire chauffer les assiettes avant de verser les parts dans celles-ci.

• Si on utilise des petits pois en boîte on les égouttera avant de les mettre dans la cocotte 5 min avant la fin de la cuisson.

• On pourra prélever dans ce plat, pour le soir, des parts de viande, des légumes et de la sauce en laissant les petits pois qu'on remplacera par une poêlée de champignons sauvages (100 g par personne).

** Les quantités sont calculées pour une personne mesurant 1,70 m ayant un métier actif. Pour les adapter à votre cas, voir p. 76-77.*

Tendrons de veau à la paysanne

Pour 2 personnes

Préparation : 15 min

Cuisson : 1 h 30

INGRÉDIENTS

560 g de poitrine de veau taillée dans la largeur*

75 cl de bouillon

1 oignon

150 g de carottes

50 g de navets

1 branche de céleri

2 cuil. à soupe d'huile d'olive

Sel, poivre

• Faire tailler par votre boucher les tendrons qui sont des morceaux de la taille de deux doigts découpés dans la largeur de la poitrine.

• Dans un plat à four, ranger les tendrons, les recouvrir aux 3/4 de leur hauteur de bouillon, poivrer et saler modérément si vous employez du bouillon instantané, porter à ébullition et enfourner sans couvrir à 220 °C (th. 6) pendant 1 h 15, en arrosant souvent.

• Dans une sauteuse allant au four, faire chauffer l'huile d'olive, y ajouter les légumes émincés finement, saler, poivrer.

• Couvrir hermétiquement et enfourner avec la viande.

• Au bout de 1 h 15 de cuisson mettre les légumes avec la viande et laisser cuire encore 15 min.

Accompagnement

On accompagnera ce plat de pommes de terre vapeur.

Bon à savoir

• *Le soir, on réduira les proportions de moitié et on doublera la quantité de carottes.*

* *Les quantités sont calculées pour une personne mesurant 1,70 m ayant un métier actif. Pour les adapter à votre cas,* *voir p. 76-77.*

Sauté de veau aux olives

Pour 2 personnes

Préparation : 15 min

Cuisson : 45 min

INGRÉDIENTS

400 g de sauté de veau*

1 échalote

100 g de petits lardons allumettes

12 olives vertes dénoyautées

1 cuil. à soupe d'huile d'olive

1 feuille de laurier

3 petites branches de thym

6 cl de vin rosé

1 cuil. à soupe de farine

Sel, poivre

- Hacher l'échalote.
- Dans une cocotte faire chauffer à feu vif l'huile d'olive, ajouter les petits lardons, les faire bien rissoler puis les réserver sur une assiette.
- Maintenir la cocotte à feu vif et y mettre à saisir les morceaux de sauté sur toutes leurs faces.
- Baisser le feu, ajouter l'échalote hachée et dès qu'elle devient transparente, remettre les lardons, saler légèrement, poivrer, parsemer la cuil. à soupe de farine, et bien mélanger le tout.
- Ajouter le vin rosé, la feuille de laurier, les branches de thym et les olives.
- Couvrir et laisser mijoter 45 min.
- Vérifier en cours de cuisson s'il reste assez de liquide et au besoin rajouter de l'eau.

Accompagnement

Servir avec de la purée.

Bon à savoir

- *Ce sauté de veau, s'il en reste (!) pourra faire un plat du soir en ne dépassant pas la quantité par personne indiquée pour le soir et en mettant les olives dans une petite salade verte pour accompagner le plat.*

* *Les quantités sont calculées pour une personne mesurant 1,70 m ayant un métier actif. Pour les adapter à votre cas,* *voir p. 76-77.*

Aumônière de ris de veau

Pour 2 personnes

Préparation : 20 min

Cuisson : 30 min

INGRÉDIENTS

400 g de ris de veau

1 cuil. à soupe de farine

1/3 de l de lait

1 cuil. à soupe de beurre

2 l d'eau

1 cuil. à soupe de madère

1 bouillon cube de bœuf

1/2 citron

200 g de champignons de Paris rosés

1 cuil. à soupe d'huile d'olive

60 g de gruyère râpé

4 lanières de poireau

1 échalote émincée

4 crêpes sarrasin

Sel, poivre

• Faire cuire les ris de veau.

• Dans une grande casserole, faire chauffer les 2 l d'eau, y jeter le cube de bouillon et verser la cuil. à soupe de madère.

• Quand l'eau frémit, plonger le ris de veau pendant environ 15 min.

• Le sortir, l'égoutter et l'émincer en gros dés.

Pendant la cuisson des ris de veau :

• Préparer d'abord les champignons.

• Dans une poêle, mettre la cuil. à soupe d'huile d'olive, y faire revenir les champignons avec l'échalote émincée puis presser dessus un filet du 1/2 citron en fin de cuisson.

Préparer la béchamel

• Dans une casserole, faire fondre le beurre, ajouter la farine et bien tourner pour éviter les grumeaux puis verser le lait d'un seul coup.

• Tourner au fouet jusqu'à épaississement.

• On y ajoutera les champignons et les ris de veau.

Après la cuisson du ris de veau réaliser les aumônières

• Parsemer les crêpes de fromage râpé et déposer sur chacune le mélange béchamel, champignon et ris de veau.

• Rassembler soigneusement chaque crêpe en bourse et lier celle-ci avec une lanière de poireau plongée dans une casserole d'eau bouillante pendant 1 min.
• Réchauffer au micro-ondes 3 min à puissance maxi.

Bon à savoir

• *Ce plat se suffit à lui-même et n'a besoin d'aucun accompagnement, les crêpes de sarrasin et les champignons suffisant largement à en tenir lieu.*

Les quantités sont calculées pour une personne mesurant 1,70 m ayant un métier actif. Pour les adapter à votre cas, *voir p. 76-77.*

Osso buco

Pour 6 personnes

Préparation : 30 min

Cuisson : 1 h 30

Ingrédients

- 12 rouelles de jarret de veau (soit 1,6 kg)*
- 1 pointe de couteau de Cayenne
- 4 cuil. à soupe de farine
- 2 oignons moyens (500 g)
- 1 céleri en branches (3 tiges)
- 5 carottes
- 6 tomates
- 10 cl d'huile d'olive
- 1 cuil. à soupe de concentré de tomate
- 40 cl de vin blanc
- 40 cl de bouillon de volaille
- Sel, poivre

- Éplucher tous les légumes, puis émincer finement les oignons, couper les tomates en 8 morceaux, couper en fines rondelles les carottes et le céleri.
- Mixer l'ail, les zestes de citron et d'orange avec les filets d'anchois.
- Mettre dans une assiette de la farine mélangée avec du sel et du poivre et y fariner les rouelles sur les deux faces en les tapotant pour enlever l'excédent.
- Mettre l'huile dans une cocotte à fond épais, chauffer à feu vif et y faire dorer les rouelles sur les deux faces, puis débarrasser la viande sur une assiette creuse.
- Ajouter le reste d'huile avec l'oignon et, dès qu'il devient transparent, baisser le feu.
- Ajouter alors le céleri et les carottes et faire revenir le tout en remuant pendant 5 min.
- Remettre la viande dans la cocotte, puis les tomates, le hachis et le bouquet garni, saler légèrement, poivrer.
- Délayer le concentré de tomate avec un peu de bouillon, le verser avec le reste de bouillon, le vin blanc et une pointe de Cayenne dans la cocotte.
- Couvrir et laisser mijoter à feu doux pendant 1 h 30.

Accompagnement

On accompagnera ce plat de riz safrané.

Le hachis

3 gousses d'ail

1 citron (zeste)

1 orange (zeste)

6 filets d'anchois

Le bouquet garni

Thym

Persil

Laurier

Bon à savoir

• *Pour le dîner, on ajoutera un méli-mélo de carottes et navets glacés.*

• *Ce plat peut se préparer d'avance, plus il est réchauffé meilleur il est.*

* *Les quantités sont calculées pour une personne mesurant 1,70 m ayant un métier actif. Pour les adapter à votre cas, voir p. 76-77.*

Escalopes panées

Pour 2 personnes

Préparation : 10 min

Cuisson : 10 min

INGRÉDIENTS

2 belles escalopes de veau*

3 assiettes creuses contenant :

- la première : 1 œuf battu à la fourchette
- la deuxième : 2 grosses cuil. à soupe de farine
- la troisième : 30 g de chapelure

1 cuil. à soupe d'huile d'olive

10 g de beurre

• Dans une poêle antiadhésive mettre à chauffer l'huile d'olive et le beurre et laisser à chaleur moyenne.

• Tremper les escalopes dans l'œuf battu, puis dans la farine en tapotant pour faire tomber l'excédent, puis dans la chapelure, et les poser dans la poêle.

• Les retourner au bout de 5 min en veillant à maintenir la poêle à feu doux pour éviter que la viande durcisse.

• Laisser 8 à 10 min suivant l'épaisseur des escalopes.

Accompagnement

On servira de préférence ces escalopes panées avec des pâtes aux lardons.

Bon à savoir

• Les pâtes aux lardons viendront compléter la valeur calorique assez faible des escalopes, donc si vous préférez d'autres féculents n'hésitez pas à ajouter une petite entrée de 100 g de saucisson ou 1 œuf en gelée par exemple.

** Les quantités sont calculées pour une personne mesurant 1,70 m ayant un métier actif. Pour les adapter à votre cas, voir p. 76-77.*

Rognonnade au vin blanc

Pour 2 personnes

Préparation : 5 min

Cuisson : 1 h

INGRÉDIENTS

1 rôti de veau de 400 g*

1/2 rognon de veau

8 cl de vin blanc sec

2 branches de thym

1/2 feuille de laurier

Sel, poivre

• Demander à votre boucher de lier ensemble le 1/2 rognon et le rôti de veau, bardés puis ficelés pour réaliser la rognonnade.
• Dans un plat allant au four (en Pyrex ou en terre) déposer la rognonnade avec le thym et le laurier.
• Saler, poivrer et verser la moitié du vin blanc.
• Mettre au four à 225 °C (th. 7-8).
• Au bout de 30 min, verser le reste de vin blanc sur le rôti puis laisser cuire encore 30 min.
• Mettre à réduire le jus de cuisson.
• Pour découper ce rôti, ôter les ficelles et couper en petites tranches, puis couper le rôti et disposer les tranches sur 2 assiettes chaudes.
• Napper avec le jus réduit.

Accompagnement

Servir avec des pommes de terre vapeur.

** Les quantités sont calculées pour une personne mesurant 1,70 m ayant un métier actif. Pour les adapter à votre cas, voir p. 76-77.*

Perdreaux farcis

Pour 2 personnes

Préparation : 20 min pour la farce

Cuisson : 12 min pour la farce et 32 min pour les perdreaux

INGRÉDIENTS

2 perdreaux de 225 g environ chacun, vidés et plumés*

75 g de lardons

30 g de saindoux

30 g de beurre

2 cuil. à soupe de cognac

2 tranches de pain de campagne

Sel, poivre

La farce

2 ou 3 foies de volaille

Les foies des perdreaux

1 cuil. à soupe d'huile d'olive

2 échalotes hachées

1 oignon haché

1 cuil. à soupe de cognac

1 œuf

1 biscotte écrasée

4 brins de persil hachés

Préparation de la farce

- Faire chauffer l'huile dans une poêle et y faire raidir les foies.
- Lorsqu'ils ont pris une belle couleur, les réserver sur une assiette et les écraser grossièrement à la fourchette.
- Dans la même poêle faire fondre les échalotes et oignon hachés environ 5 min à feu doux.
- Hors du feu ajouter le persil, les foies écrasés, l'œuf légèrement battu, la biscotte écrasée, le sel, le poivre et la cuillère de cognac.
- Mélanger intimement et en farcir les perdreaux.
- Les ficeler soigneusement : la farce ne doit pas s'échapper pendant la cuisson.

Cuisson et présentation

- Dans une cocotte faire fondre le saindoux et le beurre, ajouter les lardons et y faire dorer les perdreaux, saler légèrement et poivrer.
- Couvrir et laisser cuire à feu doux pendant 30 min en mouillant à plusieurs reprises avec quelques cuillerées d'eau chaude.
- Quand les perdreaux sont cuits les retirer, déglacer la cocotte avec une cuillère à soupe d'eau chaude et deux de cognac, gratter les sucs à l'aide d'une cuillère en bois, mettre hors du feu et ajouter un petit morceau de beurre en fouettant pour émulsionner la sauce.
- Présenter les perdreaux sur des toasts de pain de campagne dorés au beurre.

Accompagnement

Servir avec des petits pois et la sauce en saucière.

Bon à savoir

• Étant donné la présence de pain, les petits pois seront limités à 1/2 bol, voire supprimés du plat.

** Les quantités sont calculées pour une personne mesurant 1,70 m ayant un métier actif. Pour les adapter à votre cas,* *voir p. 76-77.*

Aumônières de boudins aux pommes

Pour 2 personnes

Crêpes
Préparation : 15 min

Cuisson : 3 min par crêpe

Compote
Préparation : 10 min

Cuisson : 15 min

Boudin
Cuisson : 15 min

INGRÉDIENTS

6 crêpes de sarrazin

3 boudins noirs

6 cuil. à soupe de compote de pommes

Ciboulette

La pâte

• Préparer la pâte à crêpes 4 à 5 heures à l'avance ou même la veille.
• Dans un saladier, verser la farine, creuser un puits, y placer 2 œufs entiers et les 2 jaunes des deux autres, saler.
• Verser sur le mélange 20 cl de lait froid en mélangeant intimement au fouet puis ajouter peu à peu le reste du lait, l'huile d'olive, le zeste du 1/2 citron haché finement.
• Bien fouetter pour éviter qu'il se forme des grumeaux.
• Battre en neige les 2 blancs d'œufs restants, les ajouter en prenant soin de les mélanger délicatement et parfumer avec la cuillère de calvados et la muscade râpée.
• Laisser reposer à la température ambiante au minimum 4 h.

La compote

• Éplucher les pommes, ôter les cœurs et les pépins, les couper en 8.
• Les placer dans une casserole avec 10 cl d'eau, le zeste haché et la muscade.
• Faire cuire à feu vif 15 min environ et vérifier la cuisson : les pommes sont cuites lorsqu'elles s'écrasent sous la fourchette.

La pâte à crêpes

200 g de farine

4 œufs

40 cl de lait froid

1 pincée de sel

3 cuil. à soupe d'huile d'olive

1/2 citron (zeste)

1 cuil. à soupe de calvados

2 pointes de couteau de noix muscade râpée

La compote

2 pommes cox orange

2 pommes granny-smith

2 pommes boskoop

1/2 citron (zeste haché)

Noix muscade râpée

Le plat

• Faire cuire les boudins noirs dans une poêle antiadhésive, piquer la peau avec une fourchette, faire cuire à feu vif pendant 15 min.

• Quand ils sont cuits, les couper en rondelles d'1/2 cm d'épaisseur.

• Faire 6 crêpes, placer dans le centre de chaque crêpe 3 cuillères de compote et 1/2 boudin en rondelles.

• Former une aumônière, fermer à l'aide de piques en bois, entourer d'un brin de ciboulette préalablement blanchi 1 min dans l'eau bouillante.

• Placer les 6 aumônières dans un plat allant au four et réchauffer quelques min à 200-210 °C (th. 6-7).

Accompagnement

Les légumes du plat constituent la garniture.

Bon à savoir

• *Eh oui ! Nous avons mis des pommes le midi, ce qui permettra à ceux et celles qui souffrent d'anémie de beaucoup mieux assimiler le fer présent en forte proportion dans le boudin noir. Les diabétiques insulino-dépendants, même anémiés (!), n'y auront donc pas droit. En revanche, ce plat, pas trop gras, pourra convenir aux hypercholestérolémiés malgré la présence de fruits.*

Les quantités sont calculées pour une personne mesurant 1,70 m ayant un métier actif. Pour les adapter à votre cas, *voir p. 76-77.*

Bäckeofe

Pour 6 personnes

Préparation : 20 min la veille, et 10 min le jour même

Cuisson : 3 h

INGRÉDIENTS

- 600 g d'épaule de mouton
- 600 g d'échine de porc
- 600 g de gîte de bœuf ou de paleron
- 2 pieds de porc
- 1 queue de porc
- 450 g de pommes de terre
- 150 g de carottes
- 150 g de céleri-rave
- 150 g de navets
- Le blanc d'un poireau
- Sel, poivre du moulin

La veille

- Couper les viandes en petits morceaux si vous avez oublié de le demander à votre boucher.
- Émincer l'oignon, éplucher les gousses d'ail, les débarrasser de leur germe et les couper en quatre.
- Couper les poireaux en rondelles.
- Placer le tout dans un grand saladier avec les clous de girofle, le poivre, la coriandre et le bouquet garni.
- Arroser avec le riesling et laisser mariner 24 h dans un endroit frais.

Le jour même

- Couper en rondelles fines les pommes de terre, les carottes, les navets, le céleri et le blanc du poireau.
- Prendre une grande terrine en terre, frotter l'intérieur avec une gousse d'ail.
- Disposer dans le fond la moitié des pommes de terre, puis la moitié des carottes, des navets et du céleri.
- Saler et poivrer.
- Dans une casserole d'eau bouillante, plonger les pieds de porc et la queue, compter encore 2 min quand l'ébullition a repris et les égoutter.

Marinade

250 g d'oignon

Le vert d'un poireau

2 gousses d'ail

2 clous de girofle

10 grains de poivre

10 grains de coriandre

1 bouquet garni :

- thym
- laurier
- persil
- 1 branche de céleri

1 bouteille de riesling

• Sortir les viandes de la marinade et en placer la moitié sur les légumes, poivrer et saler légèrement, mettre par-dessus les pieds et la queue de porc, poser le reste de la viande, saler légèrement et poivrer à nouveau, ajouter enfin les légumes restants, en terminant par les pommes de terre.

• Enlever de la marinade les légumes qui accompagnaient la viande et verser celle-ci dans la terrine.

• La marinade devant recouvrir aux 3/4 l'empilage réalisé, s'il n'y en a pas assez on complétera avec du bouillon de viande.

• Saler légèrement et poivrer.

• Poser le couvercle, le souder avec un cordon de pâte fait avec de la farine et de l'eau et enfourner pendant 3 heures à four chaud à 200 °C (th. 6).

Accompagnement

Les pommes de terre et les légumes du plat constituent la garniture.

Bon à savoir

• *Le bäckeofe est un plat typique alsacien.*

• *L'association féculents et légumes verts compensera la richesse en gras de ce solide plat de l'Est.*

Les quantités sont calculées pour une personne mesurant 1,70 m ayant un métier actif. Pour les adapter à votre cas, *voir p. 76-77.*

Poule au pot farcie

Pour 6 personnes

Préparation : 30 min

Cuisson : 2 h 30

INGRÉDIENTS

La poule

1 poularde de 2,5 kg

1 petite truffe (facultatif)

Sel, poivre

La farce

200 g de foies de volaille

150 g de jambon cru

150 g de chair à saucisse

3 tranches de pain de mie

1 tasse de lait

10 g de beurre

1 échalote hachée

1 cuil. à soupe de persil haché

1 œuf

2 oignons

2 gousses d'ail

Sel, poivre

Préparation de la poule

- Demander à votre volailler de couper les ailerons et le cou de la volaille.
- Éplucher la truffe et la couper en fines rondelles et réserver les chutes.
- En soulevant la peau de la poule par le jabot, introduire les rondelles de truffes sous la peau des cuisses et des filets.
- Saler, poivrer l'intérieur et l'extérieur.

Préparation du bouillon

- Verser les 2 l 1/2 d'eau dans une grande marmite et ajouter tous les éléments du bouillon.
- Amener à ébullition, écumer et laisser mijoter pendant 30 min à couvert.

Préparation de la farce

- Faire fondre le beurre dans une poêle antiadhésive avec l'échalote et dès que celle-ci est transparente, y faire raidir les foies de volaille sans les cuire.
- Tremper le pain dans le lait et l'essorer.
- Hacher les foies, le jambon cru, le pain trempé, l'oignon, l'ail et les chutes de truffe, puis les mélanger intimement avec la chair à saucisse, le persil et l'œuf, saler, poivrer et en faire une boule puis introduire celle-ci à l'intérieur de la poule.

Le bouillon

2 l 1/2 d'eau

Cou et ailerons de la poule

2 poireaux avec le vert

2 carottes coupées en morceaux

1 oignon piqué de 2 clous de girofles

1 branche de céleri

4 branches de persil

1 feuille de laurier

4 brins de thym

6 à 8 grains de coriandre

6 à 8 grains de poivre

1 cuil. à soupe de gros sel

Les légumes

3 carottes coupées en deux

3 navets coupés en deux

2 branches de céleri

Cuisson de la poule et des légumes

• Coudre soigneusement toutes les ouvertures de la poule, la brider avec une ficelle puis la plonger dans le bouillon qu'on maintiendra à petite ébullition pendant 2 h.

• Couper en morceaux les 3 carottes, les 2 branches de céleri et les 3 navets.

• Les ajouter au contenu de la marmite et laisser cuire encore 30 min.

Réalisation du plat

• Retirer la poule, enlever la ficelle qui la bride et ôter la farce.

• Découper la poule et la farce en tranches.

• Disposer dans un plat de service chaud, entouré des légumes, accompagné du bouillon servi dans des tasses.

Accompagnement

Les légumes du plat constituent la garniture.

Bon à savoir

• *Les légumes sont surtout là pour donner du goût.*

• *C'est la farce qui constitue le principal complément de la viande et empêche qu'on puisse servir ce plat le soir.*

Les quantités sont calculées pour une personne mesurant 1,70 m ayant un métier actif. Pour les adapter à votre cas, voir p. 76-77.

Soupe de moules en croûte

Pour 2 personnes

Préparation : 40 min

Cuisson : 50 min

INGRÉDIENTS

1 kg de moules

50 g de champignons de Paris ou 50 g de girolles.

1 blanc de poireaux

1 carotte

50 g de céleri-rave

1 branche de céleri

5 cl de fumet de poisson

25 cl d'eau

1 cuil. à soupe de crème

10 cl de vin blanc

1 cuil. à soupe d'huile d'olive

Sel, poivre

Pâte feuilletée

30 g de beurre

2 échalotes hachées

1 jaune d'œuf

- Gratter et laver les moules, éplucher les légumes et les couper en fins bâtonnets.
- Faire fondre 10 g de beurre et la cuillerée à soupe d'huile d'olive dans une sauteuse, ajouter les légumes. Faire cuire à feu moyen pendant 5 min, saler et poivrer. Couvrir avec 25 cl d'eau et laisser frémir pendant 15 min. Ajouter le fumet de poisson et cuire à nouveau 15 min.
- Dans une cocotte faire fondre 20 g de beurre, quand il est chaud ajouter les échalotes hachées. Dès qu'elles sont transparentes mouiller avec le vin blanc, laisser mijoter 3 à 4 min puis y jeter les moules et mettre à feu vif pour qu'elles s'ouvrent, couvrir, remuer deux ou trois fois.
- Dès que les moules sont ouvertes les sortir à l'aide d'une écumoire, ôter les coquilles et passer le jus qui reste dans la cocotte au chinois au travers d'un filtre à café.
- Répartir les légumes dans deux petites soupières individuelles ainsi que les moules décortiquées.
- Dans une casserole, verser le jus de cuisson des légumes et des moules, le faire réduire à feu vif pendant 5 min et ajouter la crème.
- Goûter, vérifier l'assaisonnement et verser dans les soupières.

• Dérouler la pâte feuilletée, découper deux ronds de pâte à l'aide d'un bol d'un diamètre supérieur de 2 cm à celui de la soupière.
• Battre le jaune d'œuf avec 1 cuil. 1/2 à café d'eau. À l'aide d'un pinceau passer le jaune d'œuf sur le bord des soupières, poser les disques de pâte et fermer hermétiquement en appuyant sur le pourtour avec le bout des doigts.
• Dorer la surface de la pâte au jaune d'œuf et enfourner pendant environ 15 min à 190 °C (th. 6).
• Servir dès que la pâte est gonflée, dorée et légèrement craquelée.

Accompagnement

La pâte feuilletée et les légumes verts tiennent lieu d'accompagnement.

Bon à savoir

• *Ce plat pourra, le midi, constituer la moitié d'un repas poisson + viande. On pourra également le manger le soir à condition d'ôter le couvercle de pâte feuilletée sans le manger !*

Moules aux petits lardons

Pour 2 personnes

Préparation : 10 min

Cuisson : 40 min

INGRÉDIENTS

2 kilos de moules

100 g de petits lardons sans couenne ni cartilage

2 oignons

4 tomates

2 cuil. à soupe d'huile d'olive

1 cuil. à soupe de sauce Worcestershire

1 pointe de couteau de piment de Cayenne

1 dl de vin blanc

2 grosses gousses d'ail pressées

1 feuille de laurier

Thym

Poivre

- Plonger les tomates 2 min dans l'eau bouillante puis les éplucher et les couper en petits dés.
- Éplucher les oignons et les couper en très petits dés.
- Dans une grande cocotte verser l'huile d'olive, la faire chauffer et y faire revenir les lardons et les oignons.
- Quand les oignons sont transparents, ajouter les tomates, le vin blanc, le thym, le laurier, les gousses d'ail, la sauce Worcestershire, poivrer fortement et ajouter la pincée de piment.
- Faire cuire 30 min à couvert.
- Pendant ce temps, nettoyer soigneusement les moules, les laver dans au moins trois eaux sans les laisser tremper, pour éviter qu'elles perdent leur eau salée.
- Au bout des 30 min, mettre les moules dans la cocotte, couvrir et les faire cuire à feu vif en les mélangeant deux ou trois fois pour que toutes puissent s'ouvrir.

Accompagnement

Servir dans des assiettes creuses, accompagnées de pain perdu au gratin.

Bon à savoir

On trouve en grande surface des boîtes de 100 g de petits lardons tout préparés. Il faut en effet compenser la faible valeur nutritive des moules par un accompagnement assez nourrissant.

- *Ce plat ne pourra pas bien entendu se manger le soir, bien qu'il s'agisse de fruits de mer.*

Œufs brouillés au boudin

Pour 2 personnes

Préparation : 10 min

Cuisson : 10 min

INGRÉDIENTS

- 2 boudins noirs*
- 4 œufs
- 50 g de beurre
- Noix muscade
- Sel, poivre

- Couper les boudins en tranches de 2 cm d'épaisseur.
- Battre grossièrement les œufs dans une terrine, ajouter du sel, du poivre et de la noix muscade.
- Dans une poêle, antiadhésive, faire cuire les tranches de boudin et laisser sur feu doux à découvert.
- Faire fondre 25 g de beurre dans une casserole sur feu très doux.
- Couper les 25 g de beurre restants en petits morceaux.
- Quand le beurre est fondu dans la casserole, verser les œufs en tournant sans arrêt avec une fourchette.
- Quand les œufs commencent à prendre, ajouter petit à petit les morceaux de beurre et tourner toujours avec la fourchette.
- Dès que les œufs sont pris (environ 4 min) mais encore crémeux, débarrasser sur deux assiettes chaudes, mettre les tranches de boudin sur les œufs, entourer de pommes de terre sautées et servir immédiatement.

Accompagnement

On accompagnera ce plat avec des pommes de terre sautées.

* *Les quantités sont calculées pour une personne mesurant 1,70 m ayant un métier actif. Pour les adapter à votre cas,* *voir p. 76-77.*

Pommes de terre surgelées sautées à l'échalote et parfumées à la muscade

Pour 2 personnes

Préparation : 5 min

Cuisson : 15 min

INGRÉDIENTS

- 2 petits bols chinois de 25 cl de pommes de terre surgelées en petits cubes*
- 1 cuil. à soupe d'huile d'olive
- 1 râpée de noix muscade
- 10 g beurre
- 1 échalote

- Éplucher et hacher l'échalote.
- Dans une poêle antiadhésive, mettre l'huile d'olive et le beurre à feu moyen.
- Dès que le mélange est chaud, déposer l'échalote et la faire fondre.
- Dès que l'échalote est transparente, ajouter les pommes de terre.
- Saler, poivrer et râper la noix muscade au-dessus des pommes de terre.
- Faire cuire les pommes de terre à feu moyen en les remuant souvent et servir quand elles sont bien dorées.

* *Les quantités sont calculées pour une personne mesurant 1,70 m ayant un métier actif. Pour les adapter à votre cas,* *voir p. 76-77.*

Pommes de terre sautées et petits lardons sous les œufs

Pour 2 personnes

Préparation : 5 min

Cuisson : 15 min

INGRÉDIENTS

4 œufs

2 bols chinois de 25 cl de pommes de terre sautées surgelées*

100 g de petits lardons (1 barquette)

1 petite échalote

1 cuil. à soupe d'huile d'olive

10 g de beurre

- Dans une poêle antiadhésive, faire chauffer la cuil. à soupe d'huile d'olive et la noix de beurre.
- Y faire dorer les petits lardons et l'échalote hachée.
- Ajouter les pommes de terre et quand elles commencent à rissoler casser les œufs dessus.
- Saler peu, à cause des lardons, et poivrer.
- Servir dès que le blanc est pris.

Bon à savoir

- *Bien entendu, si vous en avez le temps, des pommes de terre sautées faites maison seront encore meilleures !*

** Les quantités sont calculées pour une personne mesurant 1,70 m ayant un métier actif. Pour les adapter à votre cas, voir p. 76-77.*

Pommes de terre à la cendre

Pour 4 personnes

Préparation : 10 min

Cuisson : 40 min

INGRÉDIENTS

8 pommes de terre de préférence à chair farineuse et à peau épaisse (hollandaises) de taille moyenne*

Papier d'aluminium

10 g de beurre

Ciboulette

Sel de Guérande

• Laver soigneusement les pommes de terre, les essuyer et les envelopper dans du papier d'aluminium.

• Quand le feu a fait suffisamment de braises, poser les pommes de terre sur les côtés du gril à chaleur modérée, les retourner au bout de 20 min.

• Les laisser encore 20 min ou plus suivant la grosseur.

• Servir avec du gros sel de Guérande, une noix de beurre et de la ciboulette ciselée.

** Les quantités sont calculées pour une personne mesurant 1,70 m ayant un métier actif. Pour les adapter à votre cas, voir p. 76-77.*

Gratin dauphinois

Pour 4 personnes

Préparation : 15 min

Cuisson : 3 h

INGRÉDIENTS

- 500 g de pommes de terre*
- 2 gousses d'ail
- 10 g de beurre
- 30 cl de lait
- 20 cl de crème fraîche
- Sel, poivre et muscade

• Éplucher une des deux gousses d'ail et laisser l'autre en chemise.

• Éplucher les pommes de terre, les laver et les couper en rondelles de 2 à 3 mm d'épaisseur.

• Prendre un plat à gratin de préférence en terre ou à défaut en Pyrex, frotter ses parois avec la gousse d'ail épluchée et les beurrer.

• Dans une petite casserole, faire chauffer la crème fraîche.

• Pendant ce temps, déposer les rondelles de pommes de terre dans le plat, saler, poivrer et muscader.

• Dès que la crème fraîche est chaude, la verser sur les pommes de terre, bien mélanger le tout, ajouter la gousse d'ail en chemise puis étaler les pommes de terre dans le plat et les recouvrir avec le lait.

• Couvrir le plat avec du papier d'aluminium et faire cuire au bain-marie dans un four pendant 2 h 45 à 140 °C (th. 5).

• À la fin de la cuisson, ôter le bain-marie, la feuille d'aluminium et la gousse d'ail.

• Mettre en route le gril du four et placer le plat dessous pour le faire gratiner, en veillant à le retirer dès que sa surface est dorée.

Bon à savoir

• Quand on enduit d'ail un plat en terre il restitue beaucoup mieux son parfum qu'un plat en verre ou en métal.

• *Vous pouvez doubler les quantités pour réaliser 2 fois plus de portions sans avoir besoin de plus de temps de cuisson, ce qui vous fera réaliser une sérieuse économie de temps et d'argent, ce plat pouvant très bien se réchauffer.*

** Les quantités sont calculées pour une personne mesurant 1,70 m ayant un métier actif. Pour les adapter à votre cas, voir p. 76-77.*

Flageolets à la crème

Pour 2 personnes

Préparation : 5 min

Cuisson : 2 h

INGRÉDIENTS

- 2 bols de 33 cl de flageolets secs*
- 1 cuil. à soupe d'huile d'olive
- 1 oignon
- 1 pincée de muscade
- 4 cuil. à soupe de crème fraîche
- 1 verre d'eau
- 1 bouquet garni
- Sel

• Mettre les flageolets à tremper 12 h avant la cuisson.

• Les égoutter, les recouvrir d'eau froide et les faire cuire doucement avec l'oignon et le bouquet garni, saler au bout de 1 h 30 et continuer la cuisson encore 1 h 30.

• Goûter pour juger du moelleux avant de terminer la cuisson.

• Les égoutter, ajouter la crème fraîche et la pincée de muscade.

Bon à savoir

• *Pour les gens pressés, prendre une boîte de flageolets d'une bonne marque, les mettre dans une passoire pour les rincer sous le robinet, puis dans une casserole avec la crème fraîche et la pincée de muscade pour les réchauffer.*

* *Les quantités sont calculées pour une personne mesurant 1,70 m ayant un métier actif. Pour les adapter à votre cas, voir p. 76-77.*

Tagliatelles aux petits lardons

Pour 2 personnes

Préparation : 5 min

Cuisson : 10 à 12 min

INGRÉDIENTS

120 g de tagliatelles*

100 g de petits lardons fumés

1 cuil. à soupe d'huile d'olive

1 échalote hachée

• Dans une grande casserole faire bouillir de l'eau salée.
• Y déposer les pâtes et laisser le feu pour maintenir à petits bouillons pendant le temps conseillé sur le paquet des pâtes.
• Pendant ce temps, faire chauffer l'huile d'olive dans une poêle antiadhésive et y faire revenir les lardons avec l'échalote.
• En fin de cuisson, égoutter les pâtes, les verser dans la poêle et bien mélanger avec les lardons et poivrer sans saler.

Accompagnement

Servir avec, par exemple, des escalopes panées ou autre viande blanche.

Bon à savoir

• *On ne sale pas car l'eau des pâtes et les lardons contiennent largement assez de sel.*

** Les quantités sont calculées pour une personne mesurant 1,70 m ayant un métier actif. Pour les adapter à votre cas,* *voir p. 76-77.*

Purée de pois cassés

Pour 2 personnes

Préparation : 20 min

Cuisson : 1 h 30

INGRÉDIENTS

2 bols de 33 cl de pois cassés*

1 carotte

1 oignon

1 clou de girofle

2 gousses d'ail

100 g de lardons fumés

1 baguette de pain

Croûtons aillés

Cerfeuil

1 cuil. à soupe de crème fraîche

1 pointe de beurre

Sel, poivre

• Laver les pois cassés.
• Remplir une casserole d'eau froide, ajouter les pois et porter à ébullition.
• Une fois à ébullition, les égoutter dans une passoire, les rafraîchir sous l'eau froide du robinet et les mettre en attente dans un bol.
• Rincer la casserole, y déposer l'oignon piqué d'un clou de girofle, la carotte coupée en rondelles, 50 g de lardons fumés, 1 gousse d'ail débarrassée de son germe et les pois cassés.
• Saler et poivrer.
• Recouvrir d'eau (1 fois 1/2 le volume des légumes), porter à ébullition, baisser le feu et maintenir un frémissement pendant 1 h 30 à couvert.
• Vérifier la cuisson.
• Égoutter et passer au presse-purée puis ajouter une petite noix de beurre, la cuil. de crème et mixer.
• Dans une poêle antiadhésive mettre les 50 g de lardons restants à rissoler et lorsqu'ils sont bien dorés les réserver sur une assiette.
• Couper 4 rondelles de baguette de pain de 1 cm d'épaisseur, les frotter avec une gousse d'ail (sans germe) sur les 2 faces et les couper en petits dés de 1 cm. Pour plus de facilité on se servira de pain rassis ou passé quelques instants au four pour le raffermir.
• Verser l'huile dans la poêle des lardons et y faire rissoler les croûtons puis les réserver avec les lardons.

Servir la purée dans deux petits bols chinois, poser dessus les croûtons et les lardons et parsemer de peluches de cerfeuil.

Bon à savoir

- *Les légumes sont là pour le goût et il n'y en a pas assez pour modifier la valeur nutritive élevée de la purée de pois cassés.*

** Les quantités sont calculées pour une personne mesurant 1,70 m ayant un métier actif. Pour les adapter à votre cas,* *voir p. 76-77.*

Coquillettes sautées au beurre et à l'huile

Pour 2 personnes

Préparation : 5 min

Cuisson : 15 min

INGRÉDIENTS

2 bols de 33 cl de coquillettes*

1 cube de bouillon d'huile d'olive et basilic pour pâtes et riz

10 g de beurre

1 cuil. à soupe d'huile d'olive

1 cuil. à soupe de gros sel

• Dans une grande casserole faire bouillir de l'eau.
• Quand l'eau bout, ajouter la cuil. à soupe de gros sel et le cube de bouillon au basilic.
• Jeter les coquillettes dans l'eau bouillante, baisser le feu et laisser frémir le temps indiqué sur le paquet (cuisson 8 à 10 min).
• Sortir les coquillettes et les égoutter.
• Dans une grande poêle antiadhésive faire chauffer le beurre et l'huile.
• Lorsqu'ils sont bien chauds, y étaler en couche la plus fine possible les coquillettes pour les faire rissoler.
• Dès qu'elles sont rissolées sur une face les retourner avec une cuillère en bois pour les faire rissoler sur l'autre face.

Bon à savoir

• Le temps de cuisson varie notablement suivant les marques de pâtes.
• Il faut que la couche de coquillettes dans la poêle soit la plus mince possible afin de bien rissoler.

** Les quantités sont calculées pour une personne mesurant 1,70 m ayant un métier actif. Pour les adapter à votre cas, voir p. 76-77.*

Le goûter

La clé de voûte de votre journée

Troisième repas de la journée, relaxant, défatigant et généralement point d'orgue des fins d'après-midi actives, le goûter comporte, comme tous les autres repas, des protéines, des corps gras, des sucres et des fibres.

Mais il sera cette fois tout végétal, ce qui exclut *a priori* toutes graisses et toutes protéines animales (beurre, crème et lait), donc tous les aliments qui en contiennent, qu'il s'agisse de biscuits, viennoiseries et crèmes en tous genres.

Jamais non plus de yaourts, ni pain + beurre ou fromage, rillettes et autres aliments riches en protéines et graisses animales. Cela exclura donc, au grand dam de certains, les pâtes à tartiner et autres crèmes desserts cachant soigneusement sous d'aimables dehors sucrés une redoutable proportion de graisses animales.

Menu du goûter

Gras végétaux

- 30 g de chocolat noir
- ou 1/2 petit bol chinois d'olives
- ou 1/2 petit bol chinois de graines non salées (noix, noisettes, cacahuètes, noix de pécan, pistaches...)
- ou 1 avocat au sucre ou à la vinaigrette
- ou 1 grosse cuillerée à soupe de beurre de cacahuète.

Fruits et dérivés sucrés

- 1 petit bol chinois de fruits frais
- ou 1/2 petit bol chinois de fruits secs
- ou 2 pommes cuites avec confiture, miel, sucre ou sirop d'érable
- ou 2 grands verres de jus de fruit naturel
- ou 1/2 petit bol chinois de confiture
- et 1/2 petit bol chinois de compote
- ou 1/2 petit bol chinois de crème de marrons
- ou 2 ou 3 boules de sorbet aux fruits.

Je vous l'ai déjà expliqué dans *Mincir sur mesure* et dans *Mincir en beauté*, votre appétit du goûter est déclenché par un petit pic insulinique isolé. Celui-ci ouvrira votre appétit et sera satisfait par les **sucres**. Mais, pour que le rôle apaisant de ce goûter soit pleinement efficace, il nous a fallu y ajouter des **gras végétaux** assimilés très rapidement par votre organisme et dont le pouvoir de coupe-faim apaisera votre appétit sans perturber la circulation du sang ni les métabolismes cellulaires. On exclura donc également toute idée de se gaver de tartines, galettes, crêpes et autres gaufres.

Par sa composition, le goûter est un indispensable apport à l'équilibre nutritionnel quotidien et on devra lui accorder, contre toute idée reçue, la même importance que le petit déjeuner dans son rôle de régulateur de l'appétit.

La composition idéale du goûter

Pour qu'un goûter atteigne son double but - apaiser et défatiguer -, on va y associer :

- **les gras végétaux**, apaisants et dont le pouvoir coupe-faim est bien connu ;
- **les fruits et leurs dérivés sucrés**, dont l'action tonique et défatigante va nous permettre de terminer la journée sans qu'un manque d'efficacité n'en gâche les dernières heures d'activité.

Les gras végétaux sont d'utiles coupe-faim pour prévenir un excès d'appétit le soir. C'est en effet le soir que l'organisme compensera les déficits nutritionnels de la journée. Si vous n'avez pas mangé avant et pendant les efforts de la journée mais seulement après, ne vous étonnez pas de grossir au lieu de maigrir.

Le gras végétal doit être accompagné de fruits et de leurs dérivés sucrés. Manger les fruits sans le chocolat ne calmera pas suffisamment cet appétit. Manger le chocolat avant d'avoir faim ne servira à rien et ne protégera pas du retour de l'appétit.

On peut cependant manger le gras végétal seul au goûter et se contenter des fruits pour le repas du soir, si on n'a pas réellement faim.

En revanche, pas d'interférence entre les fruits et les aliments du dîner, c'est risqué pour votre ligne, sauf si vous êtes maigre comme un clou !

Vous pouvez manger tous les fruits, selon la saison, excepté la banane, réservée à l'effort, et que l'on prendra donc avant un cours de gymnastique ou une séance de piscine par exemple.

Fruits frais, fruits secs, cuits au four, nappés de confiture, de miel, de sirop d'érable, compotes, sorbets d'été, cocktails de jus de fruits...

Le goûter permettra entre autres avantages de contrecarrer d'intempestives fringales nocturnes comme les grignotages devant la télé ou au cinéma, mais son rôle essentiel étant de calmer un retour physiologique et tout à fait naturel de l'appétit, il ne faudra surtout pas en ritualiser l'heure, ce qui lui ôterait son but essentiel de coupe-faim.

Il vous faudra également obéir scrupuleusement à deux règles :

Ne jamais sauter le goûter

Sauf si, sortant de table après un déjeuner pantagruélique, vous n'avez plus faim jusqu'au lendemain matin, son rôle de coupe-faim n'a alors à l'évidence aucune raison d'être utilisé. Cependant, les corps gras végétaux étant seuls des coupe-faim, si vous avez une petite ou une grande envie de fraîcheur, rien ne vous empêchera d'en garder la partie fruits et dérivés sucrés pour une fin de journée ou une soirée plus assoiffée qu'affamée à la suite de notables débordements alimentaires au repas du midi.

Attendre d'avoir faim pour goûter

Même s'il est très tard. Peu importe en effet que ce goûter soit pris à l'heure du dîner, voire du souper, pourvu qu'il reste 2 heures avant le coucher si vous le prenez dans son ensemble, 1 heure avant le coucher si vous choisissez de ne manger que les fruits, beaucoup plus vite assimilés que les gras végétaux.

Contrairement au petit déjeuner et au déjeuner, le goûter sera le même pour tout le monde. Il est en effet la réponse à une dépense d'énergie et non pas au besoin de reconstruction cellulaire quotidien de notre organisme. C'est pour cela qu'il ne faut à aucun prix en faire un rite, ni l'exagérer.

Le dîner sera là s'il le faut et quand il le faudra, pour amener à l'organisme le complément d'un apport nutritionnel s'avérant insuffisant pour assurer sa reconstruction quotidienne, ce qui n'est en aucun cas le but du goûter.

Goûtez donc avec bonheur, mais pas avant d'avoir faim et pas au-delà de votre faim, en respectant les bonnes proportions proposées. Vous ferez ainsi de ce troisième repas de la journée un délicieux moment de bonheur. Cela vous permettra en même temps de compenser l'absence des desserts habituels pris à la fin des repas et générateurs de catastrophes biologiques elles-mêmes redoutables pour votre santé et votre bien-être.

Précision importante, le goûter est le même pour tout le monde et un enfant de 5 ans très actif pourra éventuellement manger le même goûter qu'un adulte sédentaire de 1,80 m.

La variable de ce goûter n'est pas sa quantité mais le moment où on le prendra. C'est là une des conditions indispensables de la réussite dans votre démarche vers un rééquilibrage correct de votre alimentation et malheureusement la plus fréquemment ignorée.

Dans 3 cas d'échecs sur 4, le goûter est en cause, pris trop tôt, ou incomplètement, ou pire encore superbement ignoré.

Le goûter doit comporter, comme vous avez pu le lire dans mes deux premiers livres, des gras végétaux et des fruits, ce qui exclut les dérapages dont je viens de parler, mais implique en même temps tout un univers de fantaisies et de plaisirs destinés à faire oublier une discipline aussi obligatoire que la plus souple possible.

C'est au goûter que vous pourrez déguster, si vous en avez envie, les friandises que l'on vous déconseille aux autres repas.

L'heure des confiseries

À ce moment de la journée, on pourra s'offrir quelques petites douceurs sans remords.
On pourra donc par exemple remplacer la part de fruit par :

- 6 calissons d'Aix
- ou 3 marrons glacés
- ou 4 loukoums
- ou 1/2 petit bol chinois de pâtes de fruits
- ou 1/2 petit bol chinois de dragées

Suivez les saisons, mais laissez-vous aussi guider par vos goûts.

Pour faciliter votre transit intestinal

Si vous optez pour un dîner sans poisson ni légume, il vous faudra non seulement consommer du poisson en entrée au déjeuner du lendemain, mais aussi faire attention à apporter suffisamment de fibres à votre corps. Pour cela, vous choisirez au petit déjeuner du pain au son ou pain complet et à l'heure du goûter, en plus de vos parts de gras végétaux et de fruits, vous boirez un cocktail de jus de fruits frais.

Cocktail de fruits frais

Pour 1 personne
10 cl de jus d'ananas
10 cl de jus de pamplemousse
10 cl de jus d'orange
1 jus de citron

Ne vous privez pas de ce bon moment qu'est le goûter !

Surtout ne sautez pas le goûter, et n'allez pas me raconter que vous n'avez pas eu le temps de le prendre puisqu'à partir de 16 heures il n'est assujetti à aucune limite de temps !

Parce que c'est le goûter qui vous permettra de ne pas être affamé le soir et de dîner légèrement ou même de ne pas dîner, si vous n'avez plus faim, après un goûter pris tardivement.

À l'inverse de toutes les idées reçues, **le goûter est aussi obligatoire que le dîner est facultatif.**

Souvenez-vous que ce dîner est en effet essentiellement destiné à calmer une possible faim mal satisfaite par un goûter pris trop tôt, ou incomplètement, ou pas du tout !

Rien n'empêche en fait de manger le gras végétal au goûter et de faire dans la soirée un repas de fruits à volonté. C'est là une façon de se nourrir particulièrement indiquée pour les étudiants travaillant tard le soir.

Guylène et moi avons donc testé tous ces goûters pour vous avec bonheur, autant qu'avec bonne conscience, puisque nous avons œuvré pour votre bien-être. Nous pensons ne pas vous décevoir, étant l'un et l'autre aussi gourmands que minces et bien pourvus d'imagination.

Le goûter de l'effort

Il existe 2 aliments réservés en principe aux gros efforts et au sport. On prendra en effet avant et pendant l'effort des **bananes** ou des **châtaignes**. On prendra ainsi :

- 1 banane fraîche ou séchée
- ou 1/2 petit bol chinois de crème de marrons
- ou 1 petit bol chinois de châtaignes grillées avant chaque heure de sport soutenu ou chaque 1/2 heure de sport intense.

Pommes et figues sèches pochées au sirop d'épices

Pour 2 personnes

Préparation : 10 min

Cuisson : 40 min

INGRÉDIENTS

60 cl d'eau

250 cl de sucre

1 orange (zeste)

1 bâton de cannelle

1/2 cuil. à café de graines de Sichuan

2 figues

2 pommes

• Dans une casserole mettre tous les éléments sauf les fruits, faire chauffer et maintenir à ébullition pendant 30 min à découvert.
• Pendant ce temps, éplucher les pommes, les couper en 4 puis chaque quartier en 3.
• Quand le sirop a cuit 30 min, plonger dedans les figues et les tranches de pommes pendant 10 min à partir du moment où l'ébullition réapparaît.
• Retirer la casserole du feu.
• Déposer les fruits dans 2 bols chinois.
• Filtrer le sirop à travers un chinois et en napper les fruits.

Bon à savoir

• *Ce délicieux goûter est hélas interdit aux diabétiques.*

Fruits au sirop sous leur couverture de chocolat noir

Pour 2 personnes

Préparation : 10 min

Cuisson : 10 min

INGRÉDIENTS

1 bol chinois de fruits au sirop

1 bol chinois de leur sirop

60 g de chocolat noir

1/2 cuil. à café de graines de Sichuan

1 bâton de vanille

• Dans une casserole, mettre le sirop des fruits, le bâton de vanille et les graines de Sichuan.
• À feu vif, faire bouillir le sirop à gros bouillons pour le réduire de moitié, puis le filtrer au-dessus d'un bol.
• Répartir les fruits dans les 2 bols chinois et verser à part égales dessus le sirop aromatisé.
• Faire fondre le chocolat noir cassé en petits morceaux sur le feu dans la casserole ou au micro-ondes dans le bol ayant recueilli le sirop filtré.
• Dès que le chocolat est fondu, en napper largement les fruits.
• Déguster aussitôt.

Bon à savoir

• *Un goûter interdit aux diabétiques.*

Pommes et poires chaudes au sirop d'épices

Pour 1 personne

Préparation : 5 min

Cuisson : 5 min

INGRÉDIENTS

1 pomme

1 poire

2 cuil. à soupe de sirop d'épices

Pour le sirop d'épices :

200 g de sucre

20 cl d'eau

1 bâton de cannelle (ou 5 g de cannelle en poudre)

1 badiane

1 clou de girofle

1/2 cuil. à café de poivre de Sichuan

3 grains de coriandre

3 grains de poivre

1 citron (zeste)

- Peler la pomme et laver la poire sans la peler.
- Couper la pomme en 4 puis chaque quartier en 3.
- Couper la poire en 4 puis chaque quartier en 2.
- Préparer le sirop d'épices : mettre le tout dans une casserole, porter à ébullition et laisser bouillir à petit feu pendant 15 min.
- Mettre les quartiers dans un petit bol chinois, napper avec le sirop d'épices.
- Placer le bol dans un four à micro-ondes puissance 10 pendant 3 à 5 min suivant qu'on souhaitera déguster ce goûter tiède ou chaud.

Bon à savoir

- *Les gourmets ajouteront 3 ou 4 quartiers de mandarine.*
- *Ce goûter est interdit aux diabétiques à cause du sirop d'épices.*

Pamplemousse rôti à la cannelle

Pour 2 personnes

Préparation : 5 min

Cuisson : 10 min

INGRÉDIENTS

2 pamplemousses

3 cuil. à soupe de cassonade

1 cuil. à café de cannelle en poudre

1 cuil. à soupe d'amandes effilées

- Couper les pamplemousses en deux.
- À l'aide d'un couteau à pamplemousse, détacher les quartiers.
- Enlever les peaux, c'est-à-dire les peler à vif, et les déposer dans un saladier.
- Ajouter la cassonade et la cannelle et mélanger très délicatement.
- Remplir les écorces de pamplemousses de ce mélange.
- Parsemer le dessus d'amandes effilées et mettre à rôtir sous le gril du four en surveillant que les amandes ne brûlent pas.
- Servir chaud.

Bon à savoir

- *Ce goûter est interdit aux diabétiques à cause de la présence de cassonade.*

Compote d'abricots et figues d'hiver

Pour 2 personnes

Préparation : 5 min la veille

Infusion : 5 min

INGRÉDIENTS

- 8 abricots secs
- 8 figues sèches
- 1 orange non traitée
- 1 citron non traité
- 1 sachet de thé à la vanille
- 4 morceaux de sucre
- 1/2 l d'eau bouillante

- Frotter deux morceaux de sucre sur le zeste du 1/2 citron, 2 sucres sur le zeste de la 1/2 orange et prélever les zestes des 1/2 fruits restants.
- Couper deux rondelles de citron et deux rondelles d'orange pelés à vif.
- Dans un saladier, placer les fruits secs, les zestes, les rondelles de citron et d'orange, les morceaux de sucre, le sachet de thé.
- Verser l'eau bouillante, couvrir, laisser infuser.
- Au bout de 5 min retirer le sachet de thé et laisser refroidir.
- Placer ensuite au réfrigérateur au moins 12 h.

Bon à savoir

- *Cette partie sucrée du goûter se prépare à l'évidence la veille pour le lendemain, ou à l'aube pour l'après-midi !*
- *Interdit aux diabétiques insulino-dépendants, ce goûter est autorisé dans les diabètes de surcharge.*

Pommes, dattes, banane et chocolat

Pour 2 personnes

Préparation : 10 min

Cuisson : 50 min

INGRÉDIENTS

- 4 pommes granny-smith ou reinette
- 1/2 banane
- 60 g de dattes
- 1 cuil. à soupe de sucre en poudre
- 4 cuil. à soupe de jus d'orange
- 1/2 cuil. à café de cannelle
- 60 g de chocolat noir
- 1 cuil. à soupe d'eau

- Évider les pommes, inciser leur peau sans les peler et les mettre dans un plat allant au four.
- Dénoyauter les dattes, éplucher la banane et les hacher en petits morceaux.
- Dans un petit bol, mélanger les fruits hachés avec le sucre et la cannelle, puis remplir le cœur des pommes avec le mélange.
- Arroser largement avec les 4 cuillérées à soupe de jus d'orange, enfourner à four chaud à 180 °C (th. 5) et laisser cuire environ 50 min.
- En fin de cuisson mettre dans un petit pot les 60 g de chocolat en petits morceaux et la cuil. à soupe d'eau, passer au four à micro-ondes quelques secondes et arroser largement les pommes sorties du four.

Bon à savoir

- *Ce plat peut se préparer la veille ou le matin pour la fin de la journée. Il suffira de réchauffer les pommes 3 min au four à micro-ondes à puissance maxi avant de faire fondre le chocolat et de les arroser avec.*
- *C'est un bon goûter pour les gens actifs, mais peu recommandé pour les sédentaires.*

Oranges au miel caramélisé

Pour 2 personnes

Préparation : 15 min

Cuisson : 5 min

INGRÉDIENTS

- 2 oranges
- 2 cuil. à soupe de miel d'oranger
- 200 g de sucre

• Prélever le zeste d'une orange, le tailler en fine julienne.
• Porter une petite casserole d'eau à ébullition, y plonger les zestes pendant 2 min puis les égoutter.
• Jeter l'eau, laver la casserole, et pour faire un sirop y verser 25 cl d'eau avec les 200 g de sucre.
• Porter à ébullition, baisser alors le feu et plonger les zestes dans le sirop en maintenant un petit frémissement le temps de la préparation des oranges.
• Peler à vif les oranges et les couper en rondelles.
• Reconstituer les oranges en les maintenant par un bâtonnet et les disposer dans des coupes individuelles.
• Dans une petite casserole à fond épais faire cuire le miel jusqu'à ce qu'il se transforme en caramel blond et le verser alors dans les coupes sur les oranges.
• Sortir les zestes du sirop à l'aide d'une écumoire et les disposer sur les coupes.
• Servir frais.

Bon à savoir

• *On pourra ajouter 30 g par personne de copeaux de chocolat noir dégustation (éviter le chocolat à cuire).*
• *Le miel est en trop pour les diabétiques.*

Pommes aux raisins

Pour 2 personnes

Préparation : 10 min

Cuisson : 30 min

INGRÉDIENTS

2 pommes

30 g de raisins de Corinthe

20 g de sucre cristallisé

4 copeaux de beurre

5 cl d'eau

- Mettre les raisins à gonfler dans de l'eau tiède pendant 1 h, ou les faire gonfler à la vapeur pendant 5 min.
- Évider les pommes sans les éplucher.
- Les ranger dans un petit plat à four beurré ou garni de papier cuisson.
- Remplir la cavité des pommes avec les raisins.
- Parsemer de sucre, déposer les copeaux de beurre sur les pommes.
- Faire cuire 30 min au four à 150 °C (th. 3).

Bon à savoir

- *30 g de chocolat noir pourront être fondus au micro-ondes pour napper les pommes.*

Oranges surprises

Pour 2 personnes

Préparation : 15 min

INGRÉDIENTS

2 oranges
6 noix décortiquées
4 cerises confites
2 bâtons d'angélique
2 cuil. à café de miel
2 feuilles de menthe

- Couper les chapeaux des oranges au tiers de leur hauteur.
- Vider chaque orange en prenant soin de ne pas abîmer l'écorce.
- Récupérer le jus et couper la pulpe en dés, en éliminant les peaux.
- Mettre de côté 2 cerises et 2 morceaux d'angélique et hacher grossièrement le reste avec les noix.
- Mélanger ce hachis avec les dés d'oranges, le miel et le jus d'orange.
- En farcir les écorces d'oranges vides.
- Décorer avec une cerise, un morceau d'angélique et 2 feuilles de menthe.

Bon à savoir

- *Le nombre de noix ne suffira pas pour la partie grasse du goûter. Il faudra donc ajouter 1 cuil. à soupe de graines (noix, noisettes ou amandes) ou 20 g de chocolat noir.*
- *Un goûter trop sucré pour les gens souffrant de diabète.*

Mandarines confites aux épices

Pour 4 personnes

Préparation : 5 min

Cuisson : 35 min

INGRÉDIENTS

8 clémentines

80 g de sucre semoule

3 cuil. à soupe de grenadine

10 cl de sirop de mandarine

75 cl d'eau

1 gousse de vanille

1 clou de girofle

4 grains de poivre

1/2 cuil. à café de cannelle

• Laver les clémentines, les blanchir 2 min dans l'eau bouillante.
• Les égoutter.
• Dans une casserole en inox ou émaillée, verser les 75 cl d'eau, la grenadine et le sirop de mandarine, la gousse de vanille fendue dans le sens de la longueur, les 80 g de sucre semoule et les épices.
• Faire cuire à feu moyen pendant 35 min à découvert.
• Laisser refroidir et placer au réfrigérateur au moins 1 h.

Accompagnement

On dégustera ces mandarines avec 30 g de chocolat noir à la menthe, ou avec deux boules de sorbet au chocolat par personne.

Bon à savoir

• *Un goûter formellement interdit aux diabétiques.*

Confiture aux deux citrons, au miel et au gingembre

Préparation : 15 min

Cuisson : 1 h 45

INGRÉDIENTS

1 kg de citrons jaunes non traités

500 g de citrons verts non traités

1 kg de miel de montagne

250 g de gingembre confit

250 g de gingembre frais

1 l d'eau

- Laver les citrons, les couper en deux pour en extraire le jus.
- Recueillir les pépins et les placer sur une mousseline ou gaze avec le gingembre frais épluché, râpé ou coupé en tout petits morceaux.
- Refermer la mousseline en forme d'aumônière avec une ficelle, c'est le nouet.
- Couper les citrons en petits dés, les placer dans une casserole (cuivre, inox ou émaillée) avec un litre d'eau et le nouet.
- Porter à ébullition sur feu vif puis réduire le feu pour laisser frémir pendant 1 h 30, la peau des citrons doit être molle et translucide.
- Alors, ajouter le miel et le gingembre confit coupé en dés, faire cuire à feu doux pour faire fondre le miel.
- Quand il est devenu liquide, porter à ébullition à feu vif durant 5 min.
- Laisser refroidir avant de mettre en pots, à déguster avec du chocolat.

Bon à savoir

- *Comme toutes les confitures, celle-ci est interdite aux gens souffrant de diabète.*

Fraises à la fleur d'oranger

Pour 2 personnes

Préparation :
10 min

INGRÉDIENTS

400 g de fraises

1 orange

1 citron vert

2 cuil. à soupe d'eau de fleur d'oranger

1 sachet de sucre vanillé

2 cuil. à soupe de sucre semoule

4 feuilles de menthe

• Laver les fraises, les équeuter, les couper en deux, les disposer dans deux petits bols chinois, saupoudrer de sucre.
• Dans un grand verre, presser l'orange et le citron, ajouter l'eau de fleur d'oranger et le sachet de sucre vanillé, mélanger à la cuil. et verser sur les fraises.
• Décorer avec les feuilles de menthe.

Bon à savoir

• *Voilà une bonne nouvelle pour les diabétiques : ce goûter ne leur est pas interdit !*

Pommes cuites façon Tatin

Pour 2 personnes

Préparation : 10 min

Cuisson : 45 min

INGRÉDIENTS

2 pommes golden (350 g)

30 g de sucre semoule

20 g de beurre demi-sel

20 g de vergeoise

Cannelle

- Éplucher les pommes, les couper en quartiers.
- Dans un plat rond (diamètre 12 cm) en porcelaine à feu ou en acier inox à fond épais, étaler le sucre, parsemer de copeaux de beurre.
- Placer les 4 quartiers en rosace côté bombé vers le fond puis les 4 quartiers restants côté bombé vers le haut en les faisant se chevaucher.
- Parsemer de vergeoise et de cannelle.
- Faire cuire à feu doux pendant 30 min.
- Couvrir d'un papier d'aluminium et enfourner 10 min à 220 °C (th. 7).
- Puis ôter le papier d'aluminium et passer 5 min sous le gril pour caraméliser la vergeoise.

Bon à savoir

- *En réduisant la vergeoise à 10 g, ce goûter pourra convenir aux diabétiques.*

Soupe de fraises au sirop d'épices

Pour 4 personnes

Préparation : 10 min

Cuisson : 30 min

INGRÉDIENTS

500 g de fraises

400 g de sucre cristallisé

1/2 l d'eau

1 badiane

1 cuil. à café de graines de coriandre

1 cuil. à café de graines de cardamome

1 cuil. à café de gingembre râpé

1 cuil. à café de baies de Sichuan

1 bâton de cannelle ou 1 cuil. à café à ras de cannelle en poudre

• Dans une casserole en inox, verser l'eau, ajouter le sucre, la cardamome, la coriandre, la cannelle, la badiane, le gingembre et la moitié des baies de Sichuan.
• Porter à ébullition et maintenir celle-ci à feu moyen pendant 30 min puis laisser refroidir.
• Pendant ce temps laver les fraises, les équeuter et les placer dans un saladier.
• Quand le sirop est refroidi, le verser sur les fraises au travers d'une passoire fine puis le parsemer avec le reste des baies de Sichuan.
• Mettre à rafraîchir au moins 2 h au réfrigérateur.

Bon à savoir

• *Les baies du Sichuan sont aussi appelées poivre chinois.*
• *On peut ajouter pour le plaisir quelques petits morceaux de gingembre confit.*
• *Cette soupe est trop sucrée pour les diabétiques.*

Abricots rôtis au miel

Pour 1 personne

Préparation : 5 min

Cuisson : 3 min

INGRÉDIENTS

6 abricots

3 cuil. à soupe de miel

Une dizaine de graines de pistaches concassées

1 cuil. à soupe d'huile de pépins de raisin

• Laver les abricots, les couper en deux et ôter les noyaux.
• Les plonger dans une casserole d'eau bouillante et, dès qu'ils remontent à la surface, les sortir, les égoutter puis les placer sur un papier absorbant.
• Avec un pinceau, huiler un plat allant au four, y disposer côte à côte les demi-abricots, côté bombé vers le bas.
• Répartir dans chaque demi-abricot les 3 cuil. à soupe de miel.
• Passer le plat sous le gril du four pour caraméliser, le sortir du four et parsemer les fruits de pistaches concassées.
• Servir chaud.

Accompagnement

Servir avec un sorbet à l'orange.

Bon à savoir

• *Encore un goûter interdit aux personnes souffrant de diabète.*

Pastèque au miel

Pour 2 personnes

Préparation : 10 min

Cuisson : 2 min

INGRÉDIENTS

1/2 pastèque

2 cuil. à soupe de miel d'oranger

1/2 citron vert (jus)

1 cuil. à soupe d'amandes effilées

• Couper la chair de la pastèque en gros dés dans un bol.
• Mélanger le jus de citron et le miel, verser le mélange sur les dés de pastèque.
• Répartir les fruits dans deux bols chinois et laisser rafraîchir au moins 1 h dans le réfrigérateur.
• Pendant ce temps, dans une poêle antiadhésive, faire roussir les amandes effilées en les remuant afin qu'elles ne noircissent pas.
• Au moment de servir, parsemer les fruits avec les amandes grillées.

Bon à savoir

• *La pastèque n'est pas trop sucrée, mais le miel l'est beaucoup trop pour les diabétiques.*

Chaud-froid de melon

Pour 2 personnes

Préparation : 10 min

Cuisson : 6 min

INGRÉDIENTS

- 1 petit melon
- 2 boules de sorbet au citron vert
- 2 cuil. à soupe de cassonade
- 10 g de beurre demi-sel
- 10 graines de Sichuan

- Choisir un petit melon très parfumé.
- Le couper en deux dans le sens des côtes, ôter les pépins puis couper chaque moitié en 8 tranches et ôter la peau.
- Réserver 8 tranches au réfrigérateur.
- Dans une poêle faire fondre le beurre, quand il est bien chaud parsemer avec les graines de Sichuan.
- Ajouter les 8 autres tranches de melon et les recouvrir de cassonade.
- Cuire pendant 3 min, les retourner et laisser caraméliser encore 3 min.
- Dans chaque assiette, disposer les tranches de melon cru bien frais en éventail et les intercaler avec les 8 tranches cuites.
- Ajouter une boule de sorbet au citron et verser sur le tout le caramel resté dans la poêle.

Bon à savoir

- *Ce goûter est interdit aux diabétiques à cause de la cassonade et du sorbet.*

Assiette de melon aux fruits rouges

Pour 2 personnes

Préparation : 10 min

INGRÉDIENTS

1 melon

6 fraises

6 framboises

4 grappes de groseilles

Feuilles de menthe

- Couper le melon en tranches fines.
- Ôter la peau et les pépins.
- Tapisser le fond de deux assiettes avec ces tranches en formant deux rosaces.
- Parsemer de fruits rouges.
- Décorer avec des feuilles de menthe.
- Servir très frais.

Bon à savoir

- *Interdit aux diabétiques insulino-dépendants, ce goûter n'est pas interdit dans les diabètes de surcharge.*

Figues au parfum de Chine

Pour 2 personnes

Préparation : 3 min

Cuisson : 3 min

INGRÉDIENTS

- 4 figues bien mûres
- 2 cuil. à café de cassonade
- 4 tours de moulin de graines de Sichuan

• Couper en croix le sommet des 4 figues jusqu'au 1/3 du fruit en écartant les quartiers.
• Mettre dans chaque fruit 1/2 cuil. à café de cassonade et faire un tour de moulin de graines de Sichuan.
• Placer les figues sous le gril d'un four pendant 3 min.

Accompagnement

Servir avec 2 boules de sorbet au melon.

Bon à savoir

• *Ce goûter peut convenir aux diabétiques non insulino-dépendants en remplaçant les 2 boules de sorbet par 30 g de chocolat noir.*

Figues chaudes et sorbet

Pour 2 personnes

Préparation : 6 min

INGRÉDIENTS

4 figues fraîches

2 cuil. à soupe de sirop de grenadine

4 boules de sorbet au melon

- Laver les figues et ouvrir le sommet en croix sans écarter complètement les quartiers.
- Mettre les figues dans 2 assiettes à dessert et les passer 1 min au four à micro-ondes, puissance maximum.
- Ajouter les 2 boules de sorbet au melon.
- Napper le tout avec une cuil. à soupe de sirop de grenadine par assiette.

Bon à savoir

- *Ne pas manger de sorbet si l'on souffre de diabète.*

Poires au miel et aux noix

Pour 1 personne

Préparation : 5 min

INGRÉDIENTS

- 1 bol chinois de 25 cl
- 1 poire
- 2 cuil. à soupe de miel
- 1/2 bol de cerneaux de noix

• Concasser en petits morceaux les cerneaux de noix.

• Couper la poire en 4 et enlever les pépins puis recouper les quartiers en 2 ou 3 morceaux.

• Mettre les morceaux de poire dans le bol, ajouter les cerneaux de noix et arroser largement avec les 2 cuil. à soupe de miel.

• Mêler délicatement le tout et déguster avec la cuil. à soupe qui aura servi au miel.

Bon à savoir

• *Ce goûter est beaucoup trop sucré pour les diabétiques.*

Marmelade d'oranges

Pour 12 pots

Préparation :
20 min le 1er jour, 2 min le 2e jour et 60 min le 3e jour

Cuisson : 50 min le 2e jour et 60 min le 3e jour

INGRÉDIENTS

5 oranges amères

7 oranges maltaises

2 citrons

3 l d'eau

5 kg de sucre cristallisé

Cette marmelade se réalise en 3 opérations réparties sur 3 jours.

Le 1er jour

- Laver les fruits en les brossant soigneusement sous l'eau froide.
- Les couper en 8, enlever les pépins que l'on enfermera dans une gaze car ils contiennent la pectine qui aidera le jus à prendre en gelée (20 min).
- Hacher les fruits au hachoir à viande, les recueillir dans une grande terrine, y ajouter le « nouet » de gaze contenant les pépins, qui restera dans la marmelade jusqu'à la mise en pot.

Le 2e jour

- Verser le contenu de la terrine dans la bassine à confiture.
- Porter à ébullition à feu moyen et la maintenir doucement pendant 50 min.
- Remettre dans la terrine jusqu'au lendemain.
- Couvrir avec un torchon.

Le 3e jour

- Ajouter le sucre dans la terrine, le laisser se dissoudre pendant une heure.
- Remettre dans la bassine, porter à ébullition en remuant de temps en temps et maintenir cette ébullition pendant une heure.
- La marmelade a pris une couleur ambrée.

• Pour vérifier la prise en gelée, verser une petite cuil. de marmelade sur une assiette très froide ; si le jus se fige rapidement sur les bords, ôter le nouet de pépins et mettre en pot.
• Il est préférable de choisir des pots à couvercles métalliques à vis, car, une fois que le pot est rempli de marmelade bouillante, en revissant fermement le couvercle et en retournant le pot jusqu'à complet refroidissement on empêchera la formation de moisissures.
• Si on emploie des pots sans couvercle, verser 1 à 2 cm de paraffine préalablement fondue dans une petite casserole sur la confiture.
• Quand elle est figée, couvrir d'un carré de cellophane ou de tissu entouré d'un élastique.

Confiture d'abricots

Préparation :
15 min
le 1er jour, et
5 min le 2e jour

Cuisson : 18 min

INGRÉDIENTS

1 kg d'abricots

1 kg de sucre cristallisé

1 gousse de vanille

Le premier jour

- Couper les abricots en 2, ôter les noyaux, en casser une vingtaine pour garder les amandes.
- Peser les abricots, les placer dans un saladier et recouvrez-les du même poids de sucre cristallisé.

Le deuxième jour

- Plongez les amandes pendant 2 min dans l'eau bouillante pour ôter facilement la peau.
- Verser le contenu du saladier dans la bassine à confiture ou dans un grand faitout en inox.
- Porter doucement à ébullition que l'on maintiendra pendant 15 min.
- Ajouter les amandes, laisser cuire environ 3 min.
- Répartissez les fruits dans les pots que vous aurez ébouillantés auparavant.
- Vérifier la cuisson du sirop, il doit être devenu épais, s'il est trop liquide prolonger la cuisson quelques min.
- Verser la confiture dans les pots.
- Fermer les pots avec des couvercles métalliques très soigneusement et les retourner jusqu'à complet refroidissement.
- La condensation qui se forme entre le couvercle et la confiture empêche la formation de moisissures.
- Si vous n'avez pas de pots à couvercle, verser sur la confiture refroidie environ 2 cm de paraffine préalablement fondue dans une casserole à feu doux.
- Laisser figer et couvrir d'un carré de cellophane ou de tissu.

Confiture de mirabelles

Pour 10 pots environ

Préparation : 45 min

Cuisson : 15 min environ

Macération : 12 h

INGRÉDIENTS

- 3 kg de mirabelles
- 800 g de sucre par kilo de fruits dénoyautés
- 2 oranges (jus)
- 2 citrons (jus)
- 2 clous de girofle
- 1 dizaine de graines d'anis
- 10 grains de poivre
- 2 bâtons de cannelle
- 1 noix de beurre

• Laver et dénoyauter les mirabelles.

• Les peser, prendre 800 g de sucre par kilo de fruits dénoyautés.

• Dans une terrine, alterner les couches de fruits et de sucre.

• Couvrir d'une serviette et laisser macérer 12 h.

• Verser dans la bassine à confiture avec le jus d'oranges et citrons.

• Ajouter les épices, porter à ébullition.

• Dès que l'écume se forme, pour éviter qu'elle devienne trop abondante, ajouter le beurre en parcelle autour de la bassine.

• Laisser bouillir doucement pendant 15 min en remuant constamment car cette confiture a tendance à attacher, puis ôter les fruits à l'aide d'une écumoire pour les mettre en attente dans un saladier.

• Faire bouillir à gros bouillons le jus restant dans la bassine pendant 10 min et tester si la confiture va bien prendre : pour une bonne prise une goutte versée sur une assiette froide inclinée doit à peine couler.

• Ôter la cannelle et les clous de girofle, remettre les fruits dans la bassine et mettre en pot dès que l'ébullition reprend.

Confiture de châtaignes

Pour 4 à 6 personnes

Préparation : 1 h

Cuisson : 2 fois 30 min

INGRÉDIENTS

1 kg de châtaignes

1 kg de sucre

1 bâton de vanille

4 cuil. à soupe de rhum (facultatif)

Sel

- Entailler la pointe des châtaignes avec un couteau.
- Les plonger dans une casserole d'eau portée à ébullition pendant 10 à 15 min.
- Laisser les châtaignes dans l'eau de cuisson pour les garder très chaudes, les éplucher en les sortant au fur et à mesure (écorce et peau).
- Les placer dans une casserole avec une pincée de sel, recouvrir à peine d'eau froide et faire cuire 30 min à petit bouillonnement.
- Les égoutter et les passer au tamis pour faire une purée fine.
- Sur le feu, dans une bassine à confiture, mettre le kilo de sucre juste mouillé et le bâton de vanille fendu dans le sens de la longueur, qu'on fera cuire jusqu'à ce que le sirop obtenu fasse de grosses bulles régulières en surface, réalisant ce qu'on appelle en pâtisserie le « gros boulé ».
- Jeter la purée non refroidie dans la bassine et laisser cuire 30 min tout en tournant, puis mettre en pot, après avoir ajouté le rhum si on est gourmand.
- Couvrir le lendemain.
- Conserver au frais car cette confiture fermente facilement.
- Pour une plus longue conservation, les mettre en pots stérilisables après le premier bouillon et les stériliser pendant 30 min.

Goûter au barbecue

Pour 2 personnes

Préparation : 2 min

Cuisson : 15 min environ

INGRÉDIENTS

4 bananes

4 cuil. à café de sucre en poudre

1 orange

- Choisir des bananes pas trop mûres ou même un peu vertes.
- Les poser sur le gril à feu moyen, les retourner lorsque la peau est brun foncé, cuire le deuxième côté de la même façon.
- Retirer du feu, ouvrir chaque banane sur toute sa longueur.
- Parsemer d'une cuillerée de sucre en poudre la chair de la banane et l'arroser d'un filet de jus d'orange.

Accompagnement

On dégustera ce goûter avec 30 g de chocolat noir.

Bon à savoir

- *Ce goûter est trop sucré pour les diabétiques.*

Pâte de dattes et d'amandes en cubes

Pour 1 personne

Préparation : 10 min

INGRÉDIENTS

60 g de pâte de dattes

60 g de pâte d'amandes

• On découpe en fines tranches la pâte de dattes et la pâte d'amandes qu'on superpose en 4 couches. On découpera alors en cubes dans lesquels on plantera 1 bâtonnet.

Accompagnement

Avec 1 grand verre de jus de fruits, c'est délicieux.

Bon à savoir

• *Ce délicieux goûter est hélas formellement interdit aux diabétiques.*

Pommes en compote

Pour 4 personnes

Préparation : 10 min

Cuisson : 30 min

INGRÉDIENTS

1 kg de pommes bailleul coupées en quartiers

700 g de sucre

1 orange (jus)

1 citron (jus)

1 bâton de vanille

- Éplucher les pommes, les couper en quartiers.
- Dans une grande casserole en acier inoxydable, verser les jus d'agrumes, ajouter les pommes, puis le sucre.
- Faire cuire à feu vif.
- Quand les pommes rendent leur jus et que le sucre est fondu, au bout d'environ 7 à 8 min, poser dessus le bâton de vanille fendu dans le sens de la longueur.
- Laisser cuire 20 à 25 min à feu moyen.
- Verser dans un saladier et laisser refroidir.
- Servir dans des petits bols chinois en ajoutant une cuil. à soupe de gelée de groseilles.
- Le reste se congèle par portion (1 bol chinois de 25 cl).

Bon à savoir

- *Bien que composée de pommes, cette compote est beaucoup trop sucrée pour les personnes souffrant de diabète.*

Poires au parfum de cassis

Pour 2 personnes

Préparation : 10 min

Cuisson : 10 min

INGRÉDIENTS

- 4 poires
- 100 g de sucre
- 100 g de grains de cassis frais ou surgelés
- 40 cl d'eau
- 10 cl de sirop de cassis
- 4 oranges non traitées (zestes)
- 4 citrons non traités (zestes)
- 1 bâton de cannelle

- Dans une casserole, amener à ébullition l'eau, le sucre, le sirop de cassis avec les zestes et la cannelle.
- Peler les poires, les couper en deux, ôter les queues et les pépins.
- Les disposer dans le sirop avec les baies de cassis.
- Laisser frémir environ 10 min.
- Mettre à refroidir.
- Servir les poires dans des coupelles individuelles avec le cassis et les zestes, nappées de sauce.

Accompagnement

On dégustera ce goûter avec 30 g de chocolat noir.

Bon à savoir

- *Il y a hélas beaucoup trop de sucre pour les diabétiques dans ce délicieux goûter.*

Sorbet à la menthe

Préparation : 10 min

INGRÉDIENTS

50 cl d'eau de source

1 petit bouquet de menthe fraîche

250 g de sucre cristallisé

• Laver la menthe, détacher les feuilles et les mettre dans une casserole avec l'eau.
• Porter à ébullition à feu vif pendant 1 min.
• Éteindre le feu, couvrir et laisser infuser jusqu'à refroidissement complet puis passer au travers d'un chinois très fin.
• Dans un saladier, verser le sucre, puis ajouter l'infusion de menthe.
• Quand le sucre est bien fondu, verser la préparation dans la sorbetière.
• Dès que le sorbet est pris, le servir à raison de 3 grosses boules par personne, accompagné de chocolat noir fondu.

Bon à savoir

• *Si on ne possède pas de sorbetière, verser le mélange dans un bac à glace, mettre celui-ci dans le freezer et le mélanger à la fourchette environ toutes les heures.*
• *Le sorbet est formellement interdit aux diabétiques.*

Trois saveurs antillaises pour l'été

Une boisson tonique pour le matin

- Dans 1/2 l d'eau, mettre :

1 cuil. à café de poivre blanc
1 cuil. à café de clou de girofle

- Laisser macérer une nuit, filtrer avec un filtre à café et mettre à rafraîchir au réfrigérateur.

Une préparation tonique à manger au goûter

- Dans un petit bol chinois, mettre :

2 cuil. à soupe de gingembre frais râpé,
1 cuil. à café de miel,
1 jus de citron pressé

- Mélanger le tout et déguster aussitôt.

Une boisson rafraîchissante pour toute la journée

- Dans 1 l d'eau, mettre :

5 fleurs de badiane
2 bâtons de réglisse
1 bâton de cannelle

- Laisser macérer une nuit puis filtrer dans une passoire fine et mettre à rafraîchir au réfrigérateur pour boire très frais.

Bon à savoir

- *Les 2 boissons peuvent être dégustées par les diabétiques, mais pas la préparation qui est trop sucrée.*

Le cocktail des constipés

Pour 1 personne

Préparation : 5 min

INGRÉDIENTS

- 10 cl de jus d'orange
- 10 cl de jus d'ananas
- 10 cl de jus de pamplemousse
- 1 citron entier pressé

• Dans un grand verre, mettre le jus d'orange, le jus d'ananas, le jus de pamplemousse et le citron pressé.

Bon à savoir

• *Pour plus d'efficacité, ajouter dans un petit bol chinois un méli-mélo de pruneaux et d'abricots et dans un demi-bol ou un pot à yaourt un méli-mélo de noisettes, d'amandes et de noix épluchées.*

Trois boissons fruitées

Le Schweppes orange

- Dans un verre de 33 cl, mettre :

1/2 verre de jus d'orange
2 glaçons

- Compléter avec du Schweppes et déguster aussitôt.

Le Schweppes pamplemousse

- Dans un verre de 33 cl, mettre :

1/2 verre de jus de pamplemousse
2 glaçons

- Compléter avec du Schweppes et déguster aussitôt.

Le Schweppes ananas

- Dans un verre de 33 cl, mettre :

1/2 verre de jus d'ananas
2 glaçons

- Compléter avec du Schweppes et déguster aussitôt.

Trois cocktails sans alcool

Le rubis

• Dans un verre de 25 cl, mettre :
1 petite bouteille de bitter sans alcool (San Pellegrino ou Venezzio)
1 cuil. à soupe de grenadine
2 glaçons
• Compléter avec du Schweppes et déguster aussitôt.

L'émeraude

• Dans un verre de 25 cl, mettre :
2 cuil. à soupe de sirop de menthe verte
2 glaçons
• Compléter avec du Schweppes et déguster aussitôt.

Le diamant

• Dans un verre de 25 cl, mettre :
2 cuil. à soupe de sirop de menthe glacée
2 glaçons
• Compléter avec du Schweppes et déguster aussitôt.

Bon à savoir

• *Ces 3 boissons sont interdites aux diabétiques.*

Le dîner

Après une journée bien construite, le repas « ornement »

C'est le moment privilégié pour se retrouver en famille, en couple, entre amis. Hélas ! Ce plaisir d'être ensemble, de partager le repas vous entraîne souvent dans des agapes dévastatrices pour votre équilibre nutritionnel.

Le dîner, qui ne devrait être qu'un repas complémentaire, devient alors l'ennemi de vos formes. Plaisir de se réunir, oui ! Obligation de trop manger, non ! Restez donc raisonnable jusqu'au bout de la journée. Ce sera d'autant plus facile si vous avez bien mangé aux trois repas qui précèdent. Raisonnable n'étant pas synonyme de « tristounet », vous verrez que l'on peut déguster des plats savoureux.

Il n'y a pas de grand risque à vous promettre bien des bonheurs au dîner… à condition cependant que vous aimiez les poissons et les fruits de mer, puisque dans ce cas vous pourrez les déguster préparés à votre goût en sauce ou pas et en manger autant qu'il vous plaira !

Menu du dîner

(pour une personne mesurant 1,70 m, ayant un métier actif)

- **Poisson ou fruits de mer : à volonté**

la moyenne raisonnable étant 100 g de plus que sa taille en cm
soit pour une personne de 1,70 m : 170 + 100 = 270 g
– ou **viande maigre** : 130 g (40 g de moins que sa taille en cm)

- **Légumes verts** : 1 petit bol chinois

pas d'entrée
pas de pain
pas de salade (sauf si elle remplace le bol de légumes)
pas de fromage
pas de dessert

Le repas du soir sera léger mais abondant, à la mesure de votre faim.

Il sera plus riche en protéines animales qu'en végétaux. Son composant principal sera, sans conteste, le poisson ou les fruits de mer, en quantité dépendante de votre envie.

En revanche, ceux qui n'aiment pas le poisson et les amateurs de viande devront respecter deux règles précises :

Première règle : les viandes ne pourront être que maigres avec cependant la possibilité d'y inclure le porc en rôti, côtelettes ou échine, les volailles sans la peau et les gibiers.

Deuxième règle : contrairement à ce qui est permis pour les poissons et fruits de mer, vous ne pourrez dépasser une quantité de viande inférieure de 40 g à votre taille.

Quelles sont les viandes maigres ?

Porc (jambon blanc, côtes) ;
veau ;
volailles ;
lapin ;
gibiers.

Attention cependant à certains pièges :

– le gibier d'élevage est gras et se mangera le midi ;

– certains morceaux de porc sont très gras, il faudra donc les éviter et se contenter le soir du jambon blanc et des côtes, qu'on cuira en les passant de préférence sous le gril.

Dîner

Quantités recommandées

Les quantités de viande blanche et volailles sont à respecter suivant votre taille, que vous soyez homme ou femme, jeune ou vieux, l'âge et le sexe ne devant pas entrer en ligne de compte.

Poissons (à volonté)		
	Votre taille	**Selon votre appétit** Moyenne, pour toutes les tranches d'activité
Poisson gras	1,50 m 1,60 m 1,70 m 1,80 m 1,90 m	250 g 260 g 270 g 280 g 290 g
Poisson maigre	1,50 m 1,60 m 1,70 m 1,80 m 1,90 m	250 g 260 g 270 g 280 g 290 g

Viandes blanches et volailles		
	Votre taille	Pour toutes les tranches d'activité
Viande blanche et volaille	1,50 m 1,60 m 1,70 m 1,80 m 1,90 m	110 g 120 g 130 g 140 g 150 g

Légumes verts	
Votre taille	Pour toutes les tranches d'activité
1,50 m	1/2 petit bol chinois de 25 cl
1,60 m	2/3 de petit bol chinois de 25 cl
1,70 m	1 petit bol chinois à ras de 25 cl
1,80 m	1 petit bol chinois bien plein (5/4)
1,90 m	1 bol de 33 cl
Si cela vous fait plaisir, et quelle que soit votre taille, vous pourrez remplacer les légumes verts par une assiette de salade verte.	

Mais, surtout, jamais de potage, qu'il soit « fait maison » ou « industriel », avec ou sans féculents.

Et, pour être tout à fait raisonnable, ne choisissez la viande que si votre appétit est limité. Réservez le poisson et les fruits de mer aux grosses faims puisque vous pouvez vous en rassasier sans risque.

Le poisson en question

Si vous ne l'aimez pas

Essayez tout de même les poissons à chair ferme, très proches de la viande. Ne lésinez pas sur les épices et les condiments. Et si vraiment vous n'aimez pas, reportez-vous aux viandes maigres.

Ses bienfaits

– La légèreté des protéines rend le poisson très digeste.

– Il s'élimine rapidement et ne donne ni fesses, ni taille, ni poitrine.

Poissons gras	Poissons maigres
Espadon	Brochet
Haddock	Cabillaud
Hareng	Colin
Lotte	Lieu
Maquereau	Limande
Morue	Merlan
Sardine	Raie
Saumon	Rouget
Thon	Sole
Truite	Turbot

Bienvenue aux légumes

De préférence ceux qui ne sont pas susceptibles de faire de la farine. Crus, cuits, chauds, froids, grillés, en sauce, en vinaigrette, toutes les fantaisies vous sont permises.

Le joker du dîner sucré

Je l'ai dit : si vous avez goûté très tard, vous pouvez sauter le repas du soir.

Vous pouvez aussi décider de manger les gras végétaux (chocolat noir, graines, olives, avocat) au goûter et réserver les fruits au dîner.

Dîner de fruits

- 2 petits bols chinois de fruits frais
- ou 1/2 petit bol chinois de fruits secs
- ou 2 pommes cuites avec confiture, miel, sucre ou sirop d'érable
- ou 2 grands verres de jus de fruit naturel
- ou 1/2 petit bol chinois de confiture et 1/2 petit bol chinois de compote
- ou 1/2 petit bol chinois de crème de marrons
- ou 2 ou 3 boules de sorbet aux fruits.

Le dîner de fruits se prendra au plus tard 1 h avant le coucher.

Si vous avez choisi de ne pas dîner le soir, vous pourrez panacher à part égale poisson et viande le midi qui suivra. Tous les poissons peuvent servir d'entrée à un déjeuner.

Veillez donc à bien gérer vos trois premiers repas afin de ne pas risquer de trouver votre dîner trop succinct. Mais j'y pense, vous qui n'aimez pas le poisson, une boîte de thon aux tomates, de sardines à l'huile, de maquereaux au vin blanc ou toute autre conserve de poisson vous tenterait peut-être ?

Et pour éviter d'intempestifs dérapages, une précision importante : **le soir, on ne mangera jamais d'œufs, jamais** de **charcuterie, jamais d'abats et surtout jamais au grand jamais de yaourt sous prétexte de manger léger !** Le yaourt comme tous les laitages étant formellement contre-indiqué le soir.

La quantité de légumes verts, mesurée cuite, sera exactement la même que celle des féculents du midi, le bol chinois de 25 cl servant également de référence. Elle restera la même à taille égale, qu'on ait dépensé peu ou pas d'énergie, le poisson et les fruits de mer étant destinés à compenser les excès d'appétit, mais pas les autres aliments du dîner.

Filets de merlan panés aux amandes

Pour 2 personnes

Préparation : 10 min

Cuisson : 7 min

Ingrédients

500 g de filets de merlan

125 g de poudre d'amandes

50 g d'amandes effilées

15 g de beurre

Sel, poivre du moulin

- Dans une poêle antiadhésive, faire griller les 50 g d'amandes effilées en les remuant pour éviter qu'elles ne brûlent puis mettre en attente dans une assiette lorsqu'elles sont bien dorées.
- Mettre la poudre d'amandes dans une assiette, y paner les filets de merlan comme on ferait avec de la farine.
- Dans la poêle qui a servi aux amandes, faire chauffer le beurre.
- Dès qu'il est bien chaud, y déposer les filets de merlan qu'on fera cuire 2 min de chaque côté. Saler, poivrer.

Accompagnement

Servir avec les endives au citron (p. 291) qu'on parsèmera d'amandes grillées.

Filets de grenadiers à la bordelaise

Pour 2 personnes

Préparation : 10 min

Cuisson : 20 min

INGRÉDIENTS

500 à 600 g de filets de grenadier

2 échalotes

1 cuil. à soupe d'huile d'olive

1 petit verre de vin rouge

Paprika

1/2 cuil. à café de sucre en poudre

50 g de beurre

Sel, poivre

La sauce bordelaise

• Si on possède un saucier électrique, le régler sur la température maximum.

• Verser le vin et ajouter le sucre, le paprika et 1 échalote hachée, laisser cuire jusqu'à disparition du liquide.

• Laisser ensuite refroidir le saucier, puis le remettre sur la position n° 1 et ajouter le beurre par petits morceaux.

• Si on n'a pas de saucier, on utilisera une casserole qu'on mettra à feu vif pour faire réduire le vin et l'échalote en veillant à bien tourner la sauce.

• On laissera la casserole refroidir et on y ajoutera ensuite le beurre sur un feu à peine chaud.

Le poisson

• Dans une poêle antiadhésive, faire chauffer la cuillerée à soupe d'huile d'olive, y mettre à fondre 1 échalote hachée, ajouter les filets de poisson. Saler, poivrer.

• Les retourner au bout de 4 min et les laisser cuire encore 3 à 5 min environ suivant l'épaisseur.

• Dans une assiette bien chaude, napper les filets de grenadier avec la sauce bordelaise.

Accompagnement

Servir avec des haricots verts.

Les quantités sont calculées pour une personne mesurant 1,70 m ayant un métier actif. Pour les adapter à votre cas, voir p. 190-191.

Filets de rascasse au parfum de maniguette

Pour 2 personnes

Préparation : 5 min

Cuisson : 6 min

INGRÉDIENTS

500 à 600 g de filets de rascasse

1 cuil. à soupe d'huile d'olive

1 cuil. à café de maniguette

Sel, poivre

• Dans une poêle antiadhésive faire chauffer la cuil. à soupe d'huile d'olive.

• Dès que l'huile est chaude, déposer dans la poêle les filets de rascasse, saler et poivrer.

• Mettre la maniguette dans un moulin à poivre et la mouliner largement sur les filets.

• Laisser cuire 3 min à feu vif, retourner les filets, poivrer, saler et mouliner tout le reste de la maniguette.

• Servir avec une salade de tomates et fenouil à la vinaigrette moutardée aromatisée au basilic.

Accompagnement

On peut aussi servir ce plat avec des épinards.

Bon à savoir

• *La maniguette est du poivre de Guinée, qu'on trouve dans les grandes surfaces.*

Les quantités sont calculées pour une personne mesurant 1,70 m ayant un métier actif. Pour les adapter à votre cas, *voir p. 190-191.*

Filets de rascasse à la compote d'oignons

Pour 2 personnes

Préparation : 15 min

Cuisson : 30 min

INGRÉDIENTS

600 g de filets de rascasse

2 gros oignons

2 échalotes grises

6 cl de vin blanc

Les parures de la rascasse (la parure est le reste de la rascasse une fois les filets levés)

6 cl de vermouth (Noilly-Prat par exemple)

1 bouquet garni

5 cl d'eau

2 cuil. à soupe de crème fraîche

30 g de beurre

Sel, poivre

- Éplucher les échalotes et les émincer finement.
- Éplucher les oignons, les couper en petits dés de 1 cm de côté.
- Dans une casserole, mettre 15 g de beurre, y faire fondre les échalotes, ajouter les parures de rascasse, le bouquet garni, le vin blanc, le Noilly et les 5 cl d'eau.
- Couvrir la casserole et cuire 30 min à feu doux, passer ensuite au chinois et réserver dans un bol.
- Dans une casserole d'eau bouillante, plonger les dés d'oignons quelques secondes puis les égoutter.
- Dans une autre casserole, faire fondre le reste du beurre, y faire étuver les oignons à feu doux jusqu'à ce qu'ils prennent une légère couleur.
- Ajouter la crème fraîche, saler, poivrer et laisser mijoter à couvert pendant 15 min.
- Dans une poêle, faire chauffer une cuillère à soupe d'huile d'olive, y faire cuire les filets de rascasse pendant 5 min de chaque côté, puis les disposer sur 2 assiettes chaudes.
- Présenter les filets entourés de leur compote d'oignon dès qu'elle a fini de cuire, nappés avec la sauce.

Accompagnement

Servir avec des haricots verts.

Les quantités sont calculées pour une personne mesurant 1,70 m ayant un métier actif. Pour les adapter à votre cas, *voir p. 190-191.*

Cabillaud sur épinards

Pour 2 personnes

Préparation : 5 min

Cuisson : 35 min

Ingrédients

300 g d'épinards hachés surgelés

500 g de cabillaud

1 citron (jus)

20 g de beurre

Noix muscade

Persil plat

Chapelure

2 carrés d'aluminium (largeur du rouleau)

Sel, poivre

- Préchauffer le four à 210 °C (th. 6).
- Disposer dans chaque carré d'aluminium 150 g d'épinards recouverts de 250 g de cabillaud.
- Y verser le jus de 1/2 citron par papillote, saler, poivrer, saupoudrer de muscade et de chapelure.
- Rajouter 1 noix de beurre et du persil haché.
- Fermer la papillote et laisser cuire 35 min.

Accompagnement

Les légumes du plat constituent la garniture.

Les quantités sont calculées pour une personne mesurant 1,70 m ayant un métier actif. Pour les adapter à votre cas, *voir p. 190-191.*

Filet de cabillaud au vinaigre de noix

Pour 2 personnes

Préparation : 8 min

Cuisson : 15 min

INGRÉDIENTS

600 g de filets de cabillaud

10 g de beurre

1 cuil. à café d'huile d'olive

Mélange poisson

1 cuil. à soupe de vinaigre de noix

1 petite échalote ou 1/2 grosse

Sel, poivre

- Éplucher et hacher l'échalote.
- Dans une poêle antiadhésive faire chauffer l'huile d'olive et le beurre à feu vif.
- Lorsqu'ils sont bien chauds, déposer les filets, saler, poivrer et parsemer de mélange pour poisson, cuire pendant 8 min.
- Retourner les filets, assaisonner à nouveau, baisser la chaleur à feu doux et faire cuire jusqu'à ce que le poisson soit bien blanc, environ 5 à 7 min.
- Ajouter alors l'échalote hachée et le vinaigre, cuire 1 min à feu moyen puis déposer dans deux assiettes chaudes.

Accompagnement

On accompagnera ce plat avec une laitue au vinaigre de noix.

Bon à savoir

- *Le temps de cuisson peut varier suivant l'épaisseur du poisson.*
- *Froid, ce filet de cabillaud agrémenté de 1 cuil. à soupe de mayonnaise pourra réaliser la moitié d'un repas de poisson + viande pour le midi.*

Les quantités sont calculées pour une personne mesurant 1,70 m ayant un métier actif. Pour les adapter à votre cas, *voir p. 190-191.*

Cabillaud sur lit de tomates et aux herbes de mon balcon

Pour 2 personnes

Préparation : 10 min

Cuisson : 40 min

INGRÉDIENTS

500 g de cabillaud

500 g de tomates

1 oignon

2 cuil. à soupe d'huile d'olive

1 cuil. à café de graines d'anis

Céleri vivace (ache des montagnes)

4 branches d'aneth (fenouil bâtard)

1/2 cuil. à café de gros sel de Guérande

Sel, poivre

- Émincer finement l'oignon.
- Éplucher les tomates et les couper en 4.
- Dans une sauteuse antiadhésive, faire chauffer l'huile d'olive et y jeter l'oignon.
- Mettre la sauteuse à feu doux en remuant de temps en temps pour que l'oignon ne roussisse pas.
- Ajouter les tomates, saler et poivrer.
- Ajouter les aromates, sauf le fenouil, couvrir et laisser cuire à feu moyen pendant au moins 30 min.
- Au bout de ce temps mettre les filets de cabillaud sur les tomates, déposer sur le poisson les branches de fenouil et saupoudrer de grains de sel de Guérande.
- Couvrir et laisser cuire environ 10 min suivant l'épaisseur des filets.
- Servir aussitôt dans deux assiettes chaudes.

Accompagnement

Les légumes du plat constituent la garniture.

Les quantités sont calculées pour une personne mesurant 1,70 m ayant un métier actif. Pour les adapter à votre cas, voir p. 190-191.

Cabillaud à l'échalote

Pour 2 personnes

Préparation : 5 min

Cuisson : 13 min

INGRÉDIENTS

500 g de filet de cabillaud

1 cuil. à soupe d'huile d'olive

10 g de beurre

1 cuil. à soupe de persil plat haché

1 cuil. à soupe d'échalote hachée

1 gousse d'ail pressée

Sel, poivre

- Dans une poêle à fond épais faire chauffer l'huile et le beurre, puis ajouter l'échalote hachée et la faire fondre.
- Lorsqu'elle est transparente déposer les filets de cabillaud, laisser cuire 5 min à feu vif, saler, poivrer et parsemer avec la moitié d'ail pressée.
- Retourner les filets, poivrer, saler, parsemer de persil et de l'ail restant.
- Cuire environ 5 min.

Accompagnement

Servir avec une poêlée de champignons.

Les quantités sont calculées pour une personne mesurant 1,70 m ayant un métier actif. Pour les adapter à votre cas, *voir p. 190-191.*

Darnes de cabillaud à la moutarde au basilic

Préparation : 5 min

Cuisson : 10 min

INGRÉDIENTS

400 g de cabillaud

2 à 3 cuil. à soupe de moutarde au basilic

1 cuil. à café de graines d'anis

1 cuil. à soupe d'huile d'olive

10 g de beurre

Sel, poivre

• Demandez à votre poissonnier de couper en 4 les darnes, 400 g de queue de cabillaud.

• Enduire largement de moutarde la première face des darnes, saupoudrer d'anis, saler et poivrer.

• Dans une poêle faire chauffer à feu vif l'huile et le beurre, lorsqu'ils sont bien chauds déposer les darnes côté moutardé dans la matière grasse.

• Tartiner les deuxièmes faces de moutarde et assaisonner.

• Cuire 5 min et retourner les darnes, cuire encore 5 min et baisser le feu.

• Laisser cuire encore quelques min suivant l'épaisseur des darnes.

Accompagnement

Servir avec une salade de tomates et de fenouil.

Les quantités sont calculées pour une personne mesurant 1,70 m ayant un métier actif. Pour les adapter à votre cas, *voir p. 190-191.*

Cabillaud au barbecue

Pour 4 personnes

Préparation : 5 min

Cuisson : 15 à 20 min

Ingrédients

1 kg de cabillaud

1 citron (jus)

1 verre d'huile d'olive

2 branches de thym

2 branches de basilic

2 branches de fenouil

- Faire couper par votre poissonnier dans des queues de cabillaud des darnes de 3 cm d'épaisseur (il n'y a pas d'arêtes dans celles-ci et les tranches sont fermes).
- Dans un plat creux, verser l'huile d'olive, le jus du citron et ajouter les herbes.
- Y faire mariner les darnes de cabillaud pendant 2 à 3 h en les retournant plusieurs fois.
- Les égoutter rapidement et les poser sur un gril double.
- Les faire cuire à feu modéré 10 min sur chaque face.
- Les arroser d'un filet d'huile d'olive.

Accompagnement

Servir avec des tomates.

Les quantités sont calculées pour une personne mesurant 1,70 m ayant un métier actif. Pour les adapter à votre cas, voir p. 190-191.

Filets de petits cabillauds au beurre rouge

Pour 2 personnes

Préparation : 10 min

Cuisson : 10 min et 14 min

INGRÉDIENTS

500 à 600 g de filets de petits cabillauds

1 cuil. à soupe d'huile d'olive

1 verre de vin rouge bien charpenté

2 échalotes hachées finement

50 g de beurre

1 saucier électrique

Sel, poivre, paprika

Le fond de sauce

• Dans un saucier électrique, verser le vin rouge et l'échalote.
• Faire réduire presque à sec en position maximum du saucier puis éteindre et laisser refroidir.
• Ce fond de sauce peut se préparer le midi pour le soir, ou même la veille car il faut plus d'une demi-heure pour que la sauce soit bien refroidie.

Les poissons

• Dans une poêle antiadhésive, faire chauffer l'huile d'olive et y déposer les filets.
• Saler, parsemer de paprika et faire cuire 3 min.
• Retourner les filets et faire cuire à nouveau 3 à 6 min suivant l'épaisseur puis disposer dans 2 assiettes très chaudes.

La sauce

• Remettre le saucier en position 1,5 et ajouter le beurre en petits morceaux au fur et à mesure que le fond de sauce est devenu de consistance crémeuse.
• Saler, poivrer et napper immédiatement les poissons.

Accompagnement

Servir avec une purée de céleri.

Bon à savoir

• *On pourra choisir comme vin entre un brouilly ou un châteauneuf-du-pape, par exemple.*

Les quantités sont calculées pour une personne mesurant 1,70 m ayant un métier actif. Pour les adapter à votre cas, *voir p. 190-191.*

Filets de colin aux petits légumes en papillotes

Pour 2 personnes

Préparation : 10 min

Cuisson : 40 min

INGRÉDIENTS

250 g de petits légumes (julienne de légumes surgelée : carottes, courgettes, concombre, céleri)

500 à 600 g de filets de colin

1 cuil. à soupe d'huile d'olive

1 citron

1 feuille de laurier

2 branches de thym

1 gousse d'ail

1 branche d'estragon ou 2 cuil. à café d'estragon séché

Sel, poivre

- Faire chauffer l'huile dans une poêle.
- Y jeter la julienne de légumes non décongelée.
- Saler et poivrer.
- Laisser cuire 10 min à feu doux en remuant de temps en temps.
- Préparer 2 rectangles de papier d'aluminium de 40 cm de long.
- Y répartir la julienne de légumes.
- Ajouter l'ail qu'on aura pressé.
- Poser dessus les filets de poisson.
- Ajouter par papillotes 3 rondelles de citron, 1/2 feuille de laurier, 1 branche de thym et 1 branche d'estragon.
- Saler et poivrer légèrement.
- Fermer les papillotes et les enfourner 30 min à 180 °C (th. 6).

Accompagnement

Les légumes du plat constituent la garniture.

Les quantités sont calculées pour une personne mesurant 1,70 m ayant un métier actif. Pour les adapter à votre cas, *voir p. 190-191.*

Filets de colin d'Alaska au citron et paprika

Pour 2 personnes

Préparation : 10 min

Cuisson : 8 min

INGRÉDIENTS

4 filets de colin d'Alaska surgelés

10 g de beurre

1/2 citron (jus)

Sel, poivre, paprika

- Dans une poêle antiadhésive faire fondre le beurre, puis y déposer les 4 filets de colin.
- Saler, poivrer, arroser avec le jus de citron et saupoudrer de paprika.
- Faire cuire 4 min de chaque côté.
- Servir dans deux assiettes chaudes

Accompagnement

Servir avec des haricots verts saupoudrés d'origan.

Les quantités sont calculées pour une personne mesurant 1,70 m ayant un métier actif. Pour les adapter à votre cas, voir p. 190-191.

Colin au four

Pour 2 personnes

Préparation : 10 min

Cuisson : 50 min

INGRÉDIENTS

- 700 g de colin
- 2 tomates
- 1 petit oignon émincé
- 1/4 de poivron
- 20 cl de bouillon
- 2 cuil. à soupe de vin blanc
- 1 cuil. à soupe d'huile d'olive
- 1 feuille de laurier
- 1 cuil. à soupe de persil haché

- Mettre un plat allant au four, sur la plaque de cuisson, y faire chauffer l'huile d'olive, puis faire fondre dans celle-ci l'oignon émincé sans le laisser se colorer.
- Ajouter les tomates coupées en 8, le poivron épluché et coupé en dés, la feuille de laurier, parsemer de persil haché et laisser mijoter à feu moyen pendant 20 min, puis sortir le plat.
- Faire alors chauffer le four à 200 °C (th. 6-7) déposer le colin sur les légumes, arroser avec le bouillon et le vin blanc, saler, poivrer et enfourner pendant 30 min.
- Retourner le colin et l'arroser de temps en temps.
- Servir sur deux assiettes chaudes.

Accompagnement

Les légumes du plat constituent la garniture.

Les quantités sont calculées pour une personne mesurant 1,70 m ayant un métier actif. Pour les adapter à votre cas, *voir p. 190-191.*

Parmentière de tourteau au citron vert

Pour 4 ou 6 personnes

Préparation : 30 min

Cuisson : 20 min

INGRÉDIENTS

- 1 kg de pommes de terre B. F. ou roseval cuites dans la peau
- Une vingtaine de feuilles d'épinards
- 1 tourteau de 500 à 700 g cuit dans un court-bouillon bien aromatisé, puis décortiqué
- 3 cuil. à soupe de mayonnaise additionnée d'une poignée de fines herbes hachées
- 4 feuilles de gélatine
- 200 g de bouillon de cuisson de tourteau filtré, et assaisonné d'une pincée de poivre de Cayenne
- 1 cuil. à soupe de jus d'un citron vert
- 1 citron (zeste)
- 3 cuil. à soupe d'huile d'olive
- 1 pincée de safran

• Prendre un moule à savarin de 20 cm de diamètre légèrement huilé, le tapisser de feuilles d'épinard.

• Faire chauffer le bouillon, y dissoudre la gélatine.

• Faire couler 2 cuil. à soupe de ce bouillon sur les épinards, puis ajouter la moitié des pommes de terre épluchées et grossièrement écrasées à la fourchette.

• Faire couler de nouveau 2 cuil. à soupe du bouillon et tasser les pommes de terre à la fourchette.

• Mélanger à la mayonnaise la chair de tourteau, la disposer sur les pommes de terre.

• Ajouter le restant des pommes de terre et arroser avec le bouillon.

• Couvrir avec quelques feuilles d'épinard.

• Envelopper d'un film plastique, tasser, et mettre 12 h au froid.

• Réaliser la vinaigrette avec les 3 cuil. à soupe d'huile d'olive, de jus de citron et la pincée de safran.

• Démouler la parmentière, la placer sur un plat, décorée avec les zestes et accompagnée de la vinaigrette.

Accompagnement

Les légumes du plat constituent la garniture.

Les quantités sont calculées pour une personne mesurant 1,70 m ayant un métier actif. Pour les adapter à votre cas, voir p. 190-191.

Poivronnade de queue de lotte

Pour 1 personne

Préparation : 5 min

Cuisson : 15 min

INGRÉDIENTS

300 g de lotte

1 noix de beurre

Sel, poivre

• Il vous reste de cette merveilleuse sauce qui accompagnait les cuisses de poulet aux épices… elle pourra accompagner tout aussi bien des filets de poisson : sole australe, cabillaud, ou mieux encore, des queues de lotte dont la fermeté s'alliera avec bonheur à la saveur muscadée de la poivronnade.
• On prendra 300 g de lotte par personne.
• Couper la lotte en tronçons de 5 cm.
• Dans une poêle, faire chauffer une noix de beurre.
• Quand celui-ci est bien chaud, y poser les tronçons de lotte.
• Saler et poivrer.
• Laisser cuire à feu vif jusqu'à ce que l'eau rejetée par la lotte soit évaporée.
• Ajouter la sauce et servir dès que le plat sera suffisamment chaud.
• Si vous n'avez plus de sauce, vous retrouverez sa recette dans celle du chapon aux épices.
• Et si vous refaites un chapon aux épices, faites donc plus de sauce que nécessaire, elle se conservera très bien au réfrigérateur pendant 4 jours, ou au congélateur 2 mois, pour accompagner un plat de poisson les soirs qui vous plairont.

Accompagnement

Servir ce plat avec des tomates.

Les quantités sont calculées pour une personne mesurant 1,70 m ayant un métier actif. Pour les adapter à votre cas, voir p. 190-191.

Harengs marinés au vin blanc

Pour une bonne terrine

Préparation : 15 min

Cuisson : 20 min

INGRÉDIENTS

- 20 harengs de taille moyenne, rogués ou laités
- 2 citrons
- 1 l de vin blanc
- 1/2 l de vinaigre de vin blanc ou d'alcool
- 4 gousse d'ail
- 3 carottes
- 6 oignons moyens
- Thym
- Laurier
- Feuilles de sauge
- Poivre en grains
- 4 clous de girofle
- 7 petits piments secs
- Quelques grains de piment de la Jamaïque
- Gros sel

• Vider les poissons, couper les têtes, les laver et les essuyer.
• Éplucher les carottes et les oignons, les couper en rondelles ainsi que les citrons.
• Dans une terrine de 5 à 6 l ou un plat profond allant au feu, faire un lit de 3 rondelles d'oignon, 2 rondelles de citron, quelques rondelles de carotte, 1 branche de thym, 1 feuille de laurier, 1 petit piment, 2 feuilles de sauge, quelques grains de poivre, quelques grains de piment, 1 gousse d'ail et 1 clou de girofle.
• Puis poser un lit de harengs bien serrés et saupoudrer de gros sel.
• Refaire un lit d'aromates, puis un lit de harengs jusqu'à la fin du stock, et terminer par un lit d'aromates.
• Dans une grande casserole, faire bouillir le vin, le vinaigre, 1 rondelle de citron, 1 gousse d'ail, 2 rondelles d'oignon, quelques rondelles de carotte et poivrer.
• Lorsque les rondelles de carotte sont cuites, la marinade est à point.
• La filtrer dans une grande passoire puis la verser encore bouillante sur les poissons.
• Mettre sur le feu et faire pocher sans bouillir en maintenant le liquide frémissant pendant 12 à 13 min.
• Laisser refroidir, couvrir et mettre au frais.
• On laissera les harengs macérer au moins 3 jours au froid avant de les servir très frais.

Bon à savoir

• En principe, les harengs marinés se passent d'accompagnement. Si on a encore faim, on peut tout simplement en reprendre un de plus.

Filets de lotte au curry et ses chips de céleri

Pour 2 personnes

Préparation : 20 min

Cuisson : 8 min

INGRÉDIENTS

500 g de filets de lotte

4 cuil. à soupe de Bridélice

1 cuil. à café de curry Madras

2 cuil. à soupe de farine

10 g de beurre

2 cuil. à soupe d'huile d'olive

1/2 boule de céleri-rave

Sel, poivre

• Porter à ébullition une casserole d'eau salée.
• Éplucher le céleri-rave, le séparer sur sa hauteur en gros bâtons carrés de 2 cm de côté qu'on débitera en chips de 2 mm d'épaisseur.
• Plonger les chips de céleri dans la casserole, compter 3 min après la reprise de l'ébullition, sortir les chips, les égoutter et les réserver sur une assiette.
• Dans une grande poêle antiadhésive, faire chauffer l'huile et le beurre à feu moyen.
• Pendant ce temps, mettre la farine dans une assiette et y rouler les tronçons de lotte en les tapotant pour enlever l'excédent.
• Déposer les morceaux farinés dans la poêle, saler, poivrer, ajouter les chips de céleri et laisser cuire 3 min.
• Dans un bol, mélanger le Bridélice avec le curry, saler, poivrer et chauffer au micro-ondes.
• Retourner les morceaux de lotte et les chips et mettre à feu vif pendant 3 à 5 min suivant l'épaisseur des morceaux de poisson.
• Servir aussitôt sur deux assiettes chaudes, accompagnées du bol de sauce.

Accompagnement

Les légumes du plat constituent la garniture.

Les quantités sont calculées pour une personne mesurant 1,70 m ayant un métier actif. Pour les adapter à votre cas, *voir p. 190-191.*

Bon à savoir

- *On pourra faire une purée avec le reste de céleri.*
- *Si on ne dispose pas d'un micro-ondes on versera la sauce dans la poêle où cuit le poisson 2 min avant de servir le plat.*
- *On sait que le poisson est cuit quand il est bien blanc.*

Foie de lotte sur lit de salade

Pour 2 personnes

Préparation : 10 min

Cuisson : 6 min

INGRÉDIENTS

400 g de foie de lotte

1 salade frisée

1 échalote

10 g de beurre

3 cuil. à soupe de vinaigre de xérès

6 cuil. à soupe d'huile d'olive

3 branches de cerfeuil

2 cuil. à soupe de farine

Sel, poivre

- Tailler le foie en escalopes.
- Émincer finement l'échalote, mettre le cerfeuil en peluches.
- Dans une poêle antiadhésive faire fondre le beurre à feu moyen.
- Fariner légèrement, saler et poivrer les escalopes sur chaque face, les déposer dans la poêle dès que le beurre crépite et laisser cuire 3 min sur chaque face.
- Pendant ce temps, préparer la vinaigrette et ajouter l'échalote hachée.
- Disposer un lit de salade dans deux assiettes et arroser de deux cuillerées à soupe de vinaigrette.
- Déposer sur la salade les escalopes de foie, les arroser avec le reste de la vinaigrette et les parsemer avec les peluches de cerfeuil.

Accompagnement

Les légumes du plat constituent la garniture.

Bon à savoir

- *On peut remplacer l'huile d'olive par de l'huile de pépins de raisin au goût moins puissant.*

Les quantités sont calculées pour une personne mesurant 1,70 m ayant un métier actif. Pour les adapter à votre cas, *voir p. 190-191.*

Lotte au céleri, fenouil et tomates

Pour 2 personnes

Préparation : 15 min

Cuisson : 25 min

INGRÉDIENTS

- 500 g de filets de lotte coupés en morceaux de 4 à 5 cm de long
- 2 cuil. à soupe d'huile d'olive
- 4 cuil. à soupe de farine
- 1/2 céleri en branche coupé en dés
- 1/2 bulbe de fenouil coupé en dés
- 2 tomates
- 1 oignon émincé
- 1/4 de cuil. à café de graines de fenouil
- Basilic
- Sel, poivre, piment de Cayenne

• Verser la farine dans une assiette creuse, y rouler les morceaux de lotte, les secouer pour faire tomber l'excédent de farine et les laisser en attente sur une assiette.

• Dans une sauteuse antiadhésive, faire chauffer l'huile d'olive, y faire revenir l'oignon émincé et, lorsqu'il est transparent, le retirer à l'aide d'une écumoire.

• Faire dorer dans la sauteuse les morceaux de lotte sur toutes leurs faces en rajoutant une cuillère à soupe d'huile si nécessaire et réserver sur une assiette.

• Saler et poivrer.

• Remettre l'oignon dans la sauteuse avec les dés de céleri et de fenouil, les 2 tomates épluchées et coupées en quartier, saler, poivrer, ajouter le basilic, les graines de fenouil et le piment de Cayenne.

• Laisser mijoter pendant 20 min puis déposer dessus les morceaux de lotte et laisser mijoter à nouveau 5 min.

• *Servir sur 2 assiettes chaudes les morceaux entourés de la compote de céleri, fenouil et tomates.*

Accompagnement

Les légumes du plat constituent la garniture.

Les quantités sont calculées pour une personne mesurant 1,70 m ayant un métier actif. Pour les adapter à votre cas, voir p. 190-191.

Filets de lotte aux lardons

Pour 2 personnes

Préparation : 20 min

Cuisson : 20 min

Ingrédients

- 400 g de filets de lotte
- 2 carottes
- 2 branches de céleri
- 2 poireaux
- 80 g de petits lardons fumés
- 10 g de beurre
- 1 cuil. à soupe d'huile d'olive
- Quelques brins de ciboulette
- Sel, poivre

• Éplucher et laver les légumes, puis émincer finement le poireau et la branche de céleri, couper la carotte en fines rondelles.

• Dans une cocotte, verser l'huile d'olive, ajouter le beurre et faire chauffer à feu moyen.

• Saler et poivrer les filets de lotte, les mettre à dorer dans la cocotte, sur les deux faces.

• Lorsqu'ils sont dorés, ajouter le poireau et le céleri.

• Couvrir et laisser cuire à feu doux jusqu'à ce que les légumes soient transparents (environ 10 min).

• Retirer la lotte, la poser sur une assiette creuse et mettre les rondelles de carotte à sa place.

• Saler très légèrement les carottes, couvrir et laisser cuire 5 min.

• Ajouter les lardons, les faire revenir puis remettre la lotte et le jus rendu dans la cocotte. Couvrir et laisser cuire encore 5 min.

• Déposer les filets au centre de deux assiettes chaudes, les entourer de lardons puis de carottes, napper avec le jus de cuisson et parsemer de ciboulette ciselée.

Accompagnement

Les légumes du plat constituent la garniture.

Les quantités sont calculées pour une personne mesurant 1,70 m ayant un métier actif. Pour les adapter à votre cas, *voir p. 190-191.*

Lieu doré au paprika et au cumin

Pour 2 personnes

Préparation : 5 min

Cuisson : 10 min

INGRÉDIENTS

500 g de filets de lieu doré

2 cuil. à café d'huile d'olive

10 g de beurre

Paprika

Cumin

Sel, poivre

• Dans une poêle antiadhésive faire chauffer l'huile d'olive et le beurre.
• Y déposer les filets, saler, poivrer, saupoudrer largement de paprika et de cumin.
• Cuire 4 à 5 min suivant l'épaisseur des filets, les retourner et saupoudrer à nouveau de sel, poivre, paprika et cumin.
• Au bout de 4 à 5 min, servir sur deux assiettes chaudes.

Accompagnement

On accompagnera ce plat avec des carottes au cumin (p. 295).

Les quantités sont calculées pour une personne mesurant 1,70 m ayant un métier actif. Pour les adapter à votre cas, voir p. 190-191.

Filets de merlan panés à la noix de coco

Pour 2 personnes

Préparation : 10 min

Cuisson : 3 min

INGRÉDIENTS

500 g de filets de merlan

1 assiette de noix de coco râpée

10 g de beurre

2 cuil. à soupe d'huile d'olive

Paprika

Sel, poivre

- Rouler les filets de merlan dans la noix de coco en appuyant bien pour la faire adhérer un maximum sur les poissons.
- Mettre l'huile et le beurre dans une poêle anti-adhésive et faire chauffer à feu vif.
- Déposer dans la poêle les filets de merlan, saler, poivrer et saupoudrer de paprika.
- Les retourner au bout de 1 min 30, saler, poivrer et saupoudrer à nouveau de paprika, laisser cuire encore 1 min.
- Servir dans deux assiettes chaudes.

Accompagnement

Servir avec une purée de céleri-rave.

Les quantités sont calculées pour une personne mesurant 1,70 m ayant un métier actif. Pour les adapter à votre cas, *voir p. 190-191.*

Bon à savoir

- *La noix de coco râpée se vend en petits sachets.*

Filet de merlan au curry de moules

Pour 2 personnes

Préparation : 5 min

Cuisson : 4 min

INGRÉDIENTS

500 à 600 g de filet de merlan

1 cuil. à soupe d'huile d'olive

1/2 verre de moules épluchées dans leur sauce au curry

Sel, poivre

- Dans une poêle faire chauffer l'huile d'olive.
- Y déposer les filets de merlan.
- Saler, poivrer.
- Cuire 2 min.
- Retourner les filets, ajouter la sauce au curry, faire cuire encore 2 min.
- Servir dans 2 assiettes chaudes.

Accompagnement

Servir avec une purée de céleri-rave.

Bon à savoir

• À cuisiner et à déguster le lendemain soir qui suit la recette des moules au curry (p. 223).

Les quantités sont calculées pour une personne mesurant 1,70 m ayant un métier actif. Pour les adapter à votre cas, voir p. 190-191.

Merlans poêlés

Pour 2 personnes

Préparation : 5 min

Cuisson : 6 min

INGRÉDIENTS

600 g de filets de merlan

10 g de beurre

1/2 cuil. à café de graines de Sichuan concassées

Sel, poivre

- Dans une poêle faire chauffer le beurre et, quand il est bien chaud, déposer les filets de merlan.
- Saler, poivrer et mettre la moitié des graines de Sichuan.
- Laisser cuire 3 min à feu vif, les retourner et mettre le reste des graines de Sichuan.
- Laisser cuire à nouveau 1 min.
- Servir dans 2 assiettes très chaudes.

Accompagnement

Servir avec des endives au citron p. 291.

Les quantités sont calculées pour une personne mesurant 1,70 m ayant un métier actif. Pour les adapter à votre cas, voir p. 190-191.

Filets de merlan aux fruits de mer et aux tomates

Pour 2 personnes

Préparation : 15 min

Cuisson : 20 min

INGRÉDIENTS

350 g de filets de merlan

250 g de cocktail de fruits de mer Picard surgelés (1/2 sachet)

2 cuil. à soupe d'huile d'olive

2 tomates coupées en petits dés de 1 cm de côté

1 gousse d'ail débarrassée de son germe

1 cuil. à café de sucre

Paprika

Persil

Sel, poivre

- Dans une poêle antiadhésive, mettre l'huile à chauffer, y poser les dés de tomates, le persil, la gousse d'ail écrasée, saupoudrer avec le sucre en poudre.
- Quand les tomates commencent à rendre leur eau, ajouter le cocktail de fruits de mer qu'on aura légèrement décongelé en le rinçant à l'eau tiède.
- Parsemer de paprika, saler et poivrer.
- Laisser mijoter à feu doux 15 min.
- Mettre en réserve sur une assiette et remplacer dans la poêle par les filets de merlan.
- Laisser cuire 3 min à feu vif, retourner les filets, laisser à nouveau cuire 2 à 3 min suivant l'épaisseur puis ajouter le mélange fruits de mer et tomates.
- Servir dès que l'ensemble est chaud.

Accompagnement

Les légumes du plat constituent la garniture.

Les quantités sont calculées pour une personne mesurant 1,70 m ayant un métier actif. Pour les adapter à votre cas, voir p. 190-191.

Filet de merlan à la moutarde au coulis de piment

Pour 2 personnes

Préparation : 5 min

Cuisson : 6 min

INGRÉDIENTS

600 g de filet de merlan

1 cuil. à soupe d'huile d'olive

10 g de beurre

1/2 verre de vin blanc sec

1 cuil. à soupe de fond de veau déshydraté

1 cuil. à soupe de moutarde au coulis de piment*

Sel, poivre

• Préparer la sauce : verser le vin blanc dans 25 cl d'eau chaude. Y délayer le fond de veau et la moutarde. Réserver.

• Dans une poêle, mettre à chauffer l'huile d'olive et le beurre, y ajouter les filets de merlan, saler, poivrer et les retourner au bout de 3 min et laisser cuire 2 min.

• Ajouter en fin de cuisson la sauce réservée.

• Dès que la sauce est chaude, servir avec des épinards.

Accompagnement

Les légumes du plat constituent la garniture.

** Achetée au rayon condiments chez Picard. A défaut, utilisez de la moutarde forte de Dijon, seule ou additionnée d'un peu de piment en poudre ou en pâte.*

Les quantités sont calculées pour une personne mesurant 1,70 m ayant un métier actif. Pour les adapter à votre cas, *voir p. 190-191.*

Moules au curry

Pour 2 personnes

Préparation : 20 min

Cuisson : 6 min

INGRÉDIENTS

2 l de moules

1 échalote hachée

1 cuil. à soupe d'huile d'olive

1 noix de pâte de curry (sous forme de pot vendu en grande surface ou dans les épiceries).

4 cuil. à soupe de vin blanc

• Dans un faitout, faire chauffer la cuillerée à soupe d'huile d'olive ; dès qu'elle est transparente y faire fondre l'échalote arrosée des 4 cuillerées à soupe de vin blanc.
• Ajouter la noix de pâte de curry et bien délayer l'ensemble.
• Ajouter enfin les moules, couvrir le faitout.
• Faire cuire à feu vif en remuant de temps en temps.
• Dès que les moules sont ouvertes elles sont cuites.

Accompagnement

Déguster ce plat seul ou avec une part de légumes, des poireaux à la vinaigrette par exemple.

Bon à savoir

• Ne pas prolonger la cuisson, les moules deviendraient caoutchouteuses et surtout on gardera la sauce et quelques moules pour accompagner le poisson du lendemain soir.

Les quantités sont calculées pour une personne mesurant 1,70 m ayant un métier actif. Pour les adapter à votre cas, *voir p. 190-191.*

Filets de limande à la moutarde

Pour 2 personnes

Préparation : 10 min

Cuisson : 20 min

INGRÉDIENTS

500 g de limande

10 g de beurre

1 échalote

Moutarde

3 cuil. à soupe de vin blanc

1/2 citron (jus)

1 cuil. à café de graines de moutarde

3 cuil. à soupe de crème fraîche

Sel, poivre

- Hacher l'échalote.
- Dans une casserole verser le vin blanc, ajouter l'échalote hachée et faire réduire presque à sec.
- Pendant ce temps mélanger dans un bol la crème et la moutarde.
- Dans une poêle faire fondre le beurre, y déposer les filets, saler, poivrer, parsemer le poisson de graines de moutarde et le faire cuire à feu vif pendant 3 min.
- Arroser les filets avec le jus de citron, les retourner, saler, poivrer et laisser cuire 2 min.
- Déposer les filets dans 2 assiettes chaudes.
- Verser dans la casserole le contenu du bol, chauffer le mélange 1 min puis le verser dans la poêle, bien le mélanger avec les sucs de cuisson puis verser le tout sur les filets en les nappant largement.

Accompagnement

On servira avec des champignons rissolés.

Bon à savoir

- *Ce repas du terroir normand pouvant effrayer les citadins, on peut remplacer la crème fraîche par la même quantité de lait de coco, en prenant alors la précaution de chauffer fortement la casserole avant d'y verser le mélange de lait de coco et de moutarde.*

Les quantités sont calculées pour une personne mesurant 1,70 m ayant un métier actif. Pour les adapter à votre cas, *voir p. 190-191.*

Filets de rouget sur lit de fenouil

Pour 2 personnes

Préparation : 10 min

Cuisson : 16 min

INGRÉDIENTS

500 g de filets de rouget

1 oignon

1 bulbe de fenouil

1/2 pied de céleri en branches

6 feuilles de basilic

Graines d'aneth

Graines d'anis vert

2 cuil. à café d'alcool d'anis

2 cuil. à soupe d'huile d'olive

• Éplucher et émincer fenouil, céleri et oignon.
• Dans une sauteuse faire chauffer l'huile d'olive, quand elle s'étale y jeter les légumes et les faire suer à feu vif pendant 8 min en veillant à ce qu'ils ne se colorent pas.
• À la 7e min, ajouter l'alcool anisé.
• Dans le fond d'un plat allant au four, étaler les légumes.
• Saler les filets de rouget.
• Les poser sur les légumes en laissant la peau au-dessus.
• Parsemer de tous les aromates sauf le basilic.
• Mettre à cuire à four chaud à 230 °C (th. 7) pendant 6 min environ.
• Sortir du four et décorer avec les feuilles de basilic grossièrement coupées en ciseaux.

Accompagnement

Les légumes du plat constituent la garniture.

Bon à savoir

• Si on n'a pas de cholestérol, on accompagnera ce plat avec une sauce de beurre qu'on aura fait fondre au micro-ondes et dans lequel on ajoutera ensuite quelques feuilles de basilic hachées.

Les quantités sont calculées pour une personne mesurant 1,70 m ayant un métier actif. Pour les adapter à votre cas, voir p. 190-191.

Petits filets de rougets aux 3 épices

Pour 2 personnes

Préparation : 7 min

Cuisson : 3 min

INGRÉDIENTS

600 g de petits filets de rouget avec leur peau

1 moulin à poivre vide

Graines d'aneth

Graines d'anis

Graines de fenouil

2 cuil. à soupe d'huile d'olive

1/2 cuil. à café d'herbes de Provence

Sel, poivre

Mettre dans le moulin :

- 1/3 de graines d'aneth
- 1/3 de graines d'anis
- 1/3 de graines de fenouil

• Assaisonner les filets côté chair avec sel, poivre et le moulin des 3 épices.
• Dans une poêle antiadhésive mettre les 2 cuillères à soupe d'huile d'olive et la demi-cuillère à café d'herbes de Provence.
• Faire chauffer à feu vif et dès que l'huile est chaude y déposer les filets de rouget côté assaisonné sur la poêle et cuire 1 min.
• Assaisonner de la même façon côté peau, retourner les filets et laisser cuire à feu vif jusqu'à ce que la peau soit bien rissolée (2 à 3 min).
• Servir sur des assiettes chaudes.

Accompagnement

Servir avec des tomates à la provençale (p. 304).

Bon à savoir

• *La peau des rougets doit être bien croquante pour que le plat soit parfait.*

Les quantités sont calculées pour une personne mesurant 1,70 m ayant un métier actif. Pour les adapter à votre cas, voir p. 190-191.

Saint-Jacques et crevettes roses au vermouth

Pour 2 personnes

Préparation : 5 min

Cuisson : 6 min

INGRÉDIENTS

300 g de petites noix de Saint-Jacques

200 g de crevettes roses décortiquées

1 cuil. à café d'huile d'olive

10 g de beurre

2 cuil. à soupe de vermouth

1 cuil. à soupe de crème fraîche

Sel, poivre

• Dans une poêle faire fondre le beurre avec l'huile d'olive.

• Quand le beurre et l'huile sont chauds, mettre dans la poêle les coquilles Saint-Jacques et les cuire à feu vif.

• Au bout de 4 à 5 min, ajouter les crevettes, saler, arroser avec le vermouth et cuire encore 2 min.

• Incorporer alors la cuil. de crème fraîche en la mélangeant à la spatule pour enrober de sauce les fruits de mer.

• Les servir aussitôt après sur des assiettes chaudes

Accompagnement

Servir avec une fondue d'endives.

Bon à savoir

• *Cette recette peut être réalisée avec des noix de Saint-Jacques et des crevettes surgelées. Dans ce cas on les mettra à décongeler avant de les cuisiner.*

Les quantités sont calculées pour une personne mesurant 1,70 m ayant un métier actif. Pour les adapter à votre cas, *voir p. 190-191.*

Noix de Saint-Jacques aux petits légumes

Pour 2 personnes

Préparation : 20 min

Cuisson : 35 min

INGRÉDIENTS

- 500 g de noix de Saint-Jacques (coquilles et corail)
- 100 g de carottes
- 150 g de poireaux
- 2 branches de céleri
- 1 cuil. à soupe d'huile d'olive
- 20 cl de vin blanc
- 2 branches de thym
- 1 feuille de laurier
- 2 branches de persil
- 1 oignon
- 1 gousse d'ail
- 1 échalote grise
- 10 cl de vermouth
- 50 cl d'eau
- Sel, poivre

Préparation des légumes

• Éplucher tous les légumes.
• Laver les poireaux, les couper en deux et ne garder que 2 cm de vert.
• Couper les carottes en rondelles fines et le céleri en tronçons de 2 cm, émincer finement l'oignon et l'échalote.
• Dans une casserole à fond épais, faire chauffer la cuil. à soupe d'huile d'olive, y faire fondre l'échalote et l'oignon.
• Lorsqu'ils sont transparents ajouter le céleri, les poireaux et les carottes, faire suer en remuant pendant 2 à 3 min.
• Verser alors le vin blanc, le vermouth et l'eau.
• Ajouter les herbes, saler, poivrer, porter à ébullition et maintenir celle-ci pendant 30 min à découvert jusqu'à ce que les carottes soient tendres et poursuivre la cuisson.

Pendant ce temps

• Laver soigneusement les noix de Saint-Jacques pour éliminer tout le sable et séparer le corail.
• Couper chaque noix de Saint-Jacques en deux dans le sens de l'épaisseur.
• Dès que les carottes sont tendres, verser les noix de Saint-Jacques dans la casserole, laisser l'ébullition reprendre et faire cuire 3 min.
• Ajouter le corail en l'enfouissant, recuire 3 min et rectifier l'assaisonnement.
• Servir dans des assiettes creuses bien chaudes.

Accompagnement

Les légumes du plat constituent la garniture.

Les quantités sont calculées pour une personne mesurant 1,70 m ayant un métier actif. Pour les adapter à votre cas, voir p. 190-191.

Saint-Jacques à la coque

Pour 4 personnes

Préparation : 15 min

Cuisson : 20 min

INGRÉDIENTS

- 16 belles coquilles Saint-Jacques
- 4 juliennes de poireaux
- 4 juliennes de carottes
- 10 g de beurre
- 1 pâte feuilletée
- Gros sel
- 4 tranches de pain de mie
- 1 citron (jus)
- 1 jaune d'œuf
- Sel, poivre

• Faire ouvrir chez votre poissonnier 4 belles coquilles Saint-Jacques par personne.
• Dans le fond de la coquille garnir de julienne de poireaux et carottes revenus en les faisant suer, blondir rapidement, sel, poivre.
• Couper les noix de Saint-Jacques en 4 ou 5 lamelles que vous disposez au-dessus de la julienne pour une personne.
• Saler, poivrer légèrement et au-dessus parsemer quelques petites noix de beurre et quelques gouttes de jus de citron.
• Entourer, après avoir posé le couvercle légèrement beurré au pinceau, d'une bande de pâte feuilletée mouillée au jaune d'œuf avec un peu d'eau, réserver au frais.
• Quand vous recevez vos convives, passer les Saint-Jacques au four posées sur un petit nid de gros sel afin que la coquille cuise bien droite.
• Four à 180 °C (th. 6) pendant 20 min puis servir chaque coquille sur un pain de mie creusé accompagné d'1/4 de citron.

Accompagnement

Les légumes du plat constituent la garniture.

Bon à savoir

• Le pain de mie ne se mange pas, il sert à tenir la coquille !

Les quantités sont calculées pour une personne mesurant 1,70 m ayant un métier actif. Pour les adapter à votre cas, *voir p. 190-191.*

Papillotes de saumon et sa choucroute au genièvre

Pour 2 personnes

Préparation : 10 min

Cuisson : 15 min

INGRÉDIENTS

400 g de filets de saumon sans la peau

Moutarde extra-forte

2 branches de thym

8 grains de genièvre écrasés grossièrement

1 cuil. à café de gros sel de Guérande

2 rectangles de papier d'aluminium

Poivre

- Tartiner largement les filets de saumon avec la moutarde extra-forte sur une face, les déposer côté moutarde sur le papier d'aluminium, puis tartiner largement la seconde face.
- Parsemer des graines de genièvre et du sel de Guérande, poivrer, ajouter les branches de thym et refermer soigneusement les papillotes en laissant le plus de volume possible autour du poisson.
- Mettre au four 15 min à 220 °C (th. 7).

Accompagnement

Servir avec de la choucroute.

Les quantités sont calculées pour une personne mesurant 1,70 m ayant un métier actif. Pour les adapter à votre cas, *voir p. 190-191.*

Saumon en papillote de choux

Pour 2 personnes

Préparation : 25 min

Cuisson : 50 min

INGRÉDIENTS

- 400 g de saumon
- 1 petit chou vert
- 40 g de petits lardons
- 1 cube de bouillon de poule
- 20 grains de genièvre
- 1 oignon
- 1 carotte
- 1 clou de girofle
- 1 feuille de laurier
- 1 cuil. à soupe d'huile d'olive
- Thym
- Poivre
- Sel de Guérande

- Ôter les huit premières feuilles du chou, les laver, enlever le trognon et couper en tranches de 1 cm le reste du chou.
- Émincer très finement l'oignon et couper la carotte en rondelles.
- Remplir une casserole d'eau salée, porter celle-ci à ébullition et y faire blanchir les feuilles de chou pendant 10 min avec les 8 grandes feuilles.
- Les sortir, les égoutter et les découper en lanières en réservant les grandes feuilles.
- Dans une sauteuse antiadhésive, mettre la cuillère à soupe d'huile d'olive, faire revenir l'oignon, les rondelles de carotte et les lardons.
- Ajouter 12 grains de genièvre, le clou de girofle, le thym, le laurier et 30 cl de bouillon de poule.
- Poivrer, ne surtout pas saler, à cause du bouillon qui est déjà salé, couvrir et laisser mijoter 25 min.

Pendant ce temps

- Couper le filet de saumon en 4 parts, les poser sur 4 feuilles de chou, les saler au sel de Guérande, les poivrer et ajouter sur chaque pavé 2 graines de genièvre qu'on aura écrasées avec une lame de couteau appliquée à plat.
- Recouvrir les parts avec les 4 feuilles de chou restantes, les ficeler et réaliser des papillotes puis déposer celles-ci dans la sauteuse, sur le lit de choux.
- Couvrir et laisser cuire 7 à 10 min suivant l'épaisseur des parts.

Accompagnement

Les légumes du plat constituent la garniture.

Bon à savoir

- *Un cube fournit 50 cl de bouillon.*

Les quantités sont calculées pour une personne mesurant 1,70 m ayant un métier actif. Pour les adapter à votre cas, voir p. 190-191.

Filets de sole blonde au curry

Pour 2 personnes

Préparation : 3 min

Cuisson : 3 à 5 min suivant l'épaisseur

INGRÉDIENTS

600 g de filets de soles blondes

15 g de beurre

1 cuil. à soupe d'huile de pépins de raisin

1 cuil. à café de curry de Madras

Sel, poivre

- Dans une poêle antiadhésive, faire fondre à feu vif le beurre et l'huile de pépins de raisin.
- Dès qu'ils sont chauds, y déposer les filets de soles, saler, poivrer, saupoudrer largement de curry.
- Cuire 2 min, les retourner et cuire 1 à 3 min.
- Servir dans deux assiettes chaudes.

Accompagnement

Servir avec des haricots verts.

Les quantités sont calculées pour une personne mesurant 1,70 m ayant un métier actif. Pour les adapter à votre cas, *voir p. 190-191.*

Thon aux carottes en aumônière de crêpes de riz

Pour 2 personnes

Préparation : 10 min

Cuisson : 10 min

INGRÉDIENTS

- 1 boîte de 400 g de thon au naturel
- 2 carottes à l'orange au cumin
- 6 pincée de cumin
- 6 crêpes de riz
- 6 brins de ciboulette

• Mouiller deux torchons.

• Poser les crêpes sur le premier torchon, les recouvrir avec le deuxième.

• Dès que les crêpes sont ramollies déposer en leur centre les rondelles de carottes (préparées selon recette p. 293 mais en les coupant en rondelles) et répartir dessus le thon émietté et le cumin.

• Passer les brins de ciboulette 1 min dans l'eau bouillante.

• Refermer les crêpes en aumônières et lier chaque aumônière avec un brin de ciboulette en consolidant avec une pique en bois s'il y a lieu.

• Déposer dans le cuit-vapeur.

• Cuire 10 min.

Accompagnement

Les légumes du plat constituent la garniture. On peut agrémenter ce plat d'une « dip sauce » chinoise très pimentée.

Bon à savoir

• *La « dip sauce » se trouve en grande surface sous le nom de « Got Tan ».*

Les quantités sont calculées pour une personne mesurant 1,70 m ayant un métier actif. Pour les adapter à votre cas, voir p. 190-191.

Filets de tombe à la purée de poireaux

Pour 2 personnes

Préparation : 10 min

Cuisson : 13 min

INGRÉDIENTS

600 g de filets de tombe

Le vert de 4 poireaux

1 cuil. à soupe d'huile d'olive

25 g de beurre

5 cl de lait

Sel, poivre

- À l'aide d'une paire de ciseaux de cuisine, couper le vert des poireaux en très petits morceaux, le plus finement possible.
- Dans une petite poêle, faire chauffer 15 g de beurre, y déposer les poireaux, poivrer, laisser cuire 5 min à feu moyen en veillant à remuer.
- Passer au mixer en ajoutant le lait chaud afin d'obtenir une purée.
- Dans une poêle antiadhésive, faire chauffer l'huile d'olive et le reste du beurre.
- Déposer dans la poêle les filets de tombe, saler, poivrer, laisser cuire 3 min, retourner, poivrer et cuire à nouveau 1 à 3 min suivant l'épaisseur des filets.
- Servir les filets dans 2 assiettes chaudes et les napper avec la purée de poireaux.

Accompagnement

Les légumes du plat constituent la garniture.

Bon à savoir

- *On aura réservé le vert des poireaux dont le blanc aura accompagné les pommes en l'air rissolées (p. 302).*
- *Couper les poireaux le plus finement possible, cela évitera de bloquer le mixer avec les fils.*

Les quantités sont calculées pour une personne mesurant 1,70 m ayant un métier actif. Pour les adapter à votre cas, voir p. 190-191.

Truites de mer au genièvre

Pour 2 personnes

Préparation : 5 min

Cuisson : 10 min

INGRÉDIENTS

500 g de truite de mer en filets sans la peau

1 dizaine de graines de genièvre grossièrement concassées

Paprika

Sel

- Faire chauffer une poêle antiadhésive et y placer les filets de truite.
- Saler, saupoudrer de paprika et parsemer des graines de genièvre concassées.
- Laisser cuire 4 min, retourner les filets et laisser à nouveau cuire pendant 2 à 4 min suivant l'épaisseur.

Accompagnement

Servir avec du chou rouge au genièvre.

Les quantités sont calculées pour une personne mesurant 1,70 m ayant un métier actif. Pour les adapter à votre cas, *voir p. 190-191.*

Cassolettes de truite et purée sur fond d'artichaut

Pour 2 personnes

Préparation : 20 min

Cuisson : 30 min

INGRÉDIENTS

3 truites

2 cubes de court-bouillon instantané dans 2 l d'eau

2 artichauts

1 citron

3 cuil. à soupe de crème

Mélange pour poisson Amora

Sel, poivre

• Dans une cocotte-minute faire bouillir 2 l d'eau bien salée.

• Laver soigneusement les artichauts et les déposer dans le panier vapeur de la cocotte.

• Fermer la cocotte et à partir de la rotation de la soupape laisser cuire 15 à 20 min.

• Quand les artichauts sont cuits, passer la cocotte sous l'eau froide afin d'éliminer la vapeur, l'ouvrir et sortir les artichauts.

• Vérifier qu'ils sont bien cuits, en détachant 2 ou 3 feuilles. S'ils sont bien cuits, ôter toutes les feuilles, les citronner et enlever le foin.

• Citronner également les fonds afin qu'ils ne noircissent pas et les déposer dans le fond des cassolettes.

• Pendant ce temps, mettre 50 cl d'eau à bouillir dans une casserole et, quand l'eau est bouillante, y dissoudre les 2 cubes de court-bouillon.

• Quand les cubes sont dissous ajouter 1 l 1/2 d'eau froide, y plonger les truites, reporter l'eau à frémissement et l'y maintenir pendant 10 min.

• À l'aide d'une écumoire, sortir une truite à la fois, l'éplucher, lever les filets et les déposer sur le fond d'artichaut, en répartissant la troisième truite dans les 2 cassolettes, saupoudrer de mélange pour poisson (Amora) puis enfourner à feu doux.

• À l'aide d'une petite cuillère, ôter la partie comestible de chaque feuille, et la passer au mixer avec 2 des cuil. à soupe de crème.

• Répartir la troisième cuillerée de crème sur les truites.
• Mettre la purée d'artichauts dans deux petits bols chinois et placer ceux-ci avec les deux cassolettes pour les réchauffer.
• Servir l'ensemble bien chaud.

Accompagnement

Les légumes du plat constituent la garniture.

Bon à savoir

• *Le mélange pour poisson Amora se trouve en grande surface.*

Les quantités sont calculées pour une personne mesurant 1,70 m ayant un métier actif. Pour les adapter à votre cas, voir p. 190-191.

Lisette marinée au parfum d'aneth

Pour plusieurs repas

Préparation : 15 min

Cuisson : 15 min

INGRÉDIENTS

16 lisettes bien fraîches

50 cl de vin blanc sec

20 cl de vinaigre de cidre

1 carotte

1 oignon

1 citron

2 petits piments oiseau séchés

1 clou de girofle

1/2 cuil. à café de graines de coriandre

3 graines de piment de la Jamaïque

1 grosse cuil. à café de gros sel

4 branchettes d'aneth frais ou 1 cuil. à café de feuilles d'aneth séchées

1 cuil. à café de graines d'aneth

Poivre

• Couper en rondelles le citron, l'oignon et la carotte.
• Dans une cocotte en terre, ou en porcelaine à feu, disposer 2 rondelles de citron, 6 rondelles de carotte et 2 rondelles d'oignon, 1 branche d'aneth et 1 piment.
• Poser dessus 5 maquereaux, saler, poivrer et parsemer avec 1/4 des aromates, le sel et le poivre.
• Remettre un lit de 5 maquereaux et, par-dessus, 1/4 d'aromates, le sel et le poivre.
• Par-dessus mettre les 6 derniers maquereaux et le reste des aromates y compris le sel et le poivre.
• Dans une casserole, faire bouillir le vin blanc et le vinaigre de cidre, et préchauffer le four à 200 °C (th. 6-7).
• Dès l'ébullition, verser le mélange sur les maquereaux, couvrir et mettre au four chaud pendant 15 min.
• Au bout de ce temps, sortir et laisser refroidir complètement en laissant couvert puis mettre au réfrigérateur ou dans un endroit très frais.
• On attendra au moins 4 jours avant de déguster.

Accompagnement

Servir avec des poireaux.

Bon à savoir

- *Comme vous avez toute liberté pour les quantités quand il s'agit de poisson, vous en mangerez autant que vous aurez faim.*
- *La lisette est un tout petit maquereau des côtes de la Manche.*
- *Le récipient étant évasé, cela explique la dernière couche plus importante.*
- *Bien frais, ce plat peut se garder une quinzaine de jours.*

Les quantités sont calculées pour une personne mesurant 1,70 m ayant un métier actif. Pour les adapter à votre cas, *voir p. 190-191.*

Sardines grillées

Pour 2 personnes

Préparation : 15 min

Cuisson : 5 min

Ingrédients

10 sardines de taille moyenne (500 g)

Origan

1 citron (jus)

Sel, poivre

- Ouvrir les sardines, enlever l'arête et mettre à plat les 2 filets.
- Les saler et les poivrer.
- Les parsemer d'origan.
- Les placer sur une grille avec la lèche-frite en dessous.
- Poser le tout juste sous le gril du four et laisser cuire 4 à 6 min suivant l'épaisseur en surveillant la cuisson.

Accompagnement

Servir dans 2 assiettes chaudes avec des brocolis, en les arrosant largement du jus de citron.

Les quantités sont calculées pour une personne mesurant 1,70 m ayant un métier actif. Pour les adapter à votre cas, voir p. 190-191.

Panaché de poissons en papillotes

Pour 2 personnes

Préparation : 5 min

Cuisson : 20 min

Ingrédients

- 200 g de filet de saumon
- 200 g de filet de cabillaud
- 100 g de filet de lotte
- 1 citron
- 4 cuil. à café de vin blanc sec
- 4 cuil. à café d'huile d'olive
- Thym
- Laurier
- Romarin
- Persil
- Sel, poivre

• Découper 2 morceaux de papier d'aluminium de 60 cm de long.
• Y poser 2 rondelles de citron, 1/2 feuille de laurier, quelques brins de romarin, du persil et 1 pincée de fleur de thym.
• Donner 1 tour de moulin de poivre et ajouter 1 pincée de sel.
• Déposer les tranches de poissons.
• Recouvrir de 2 rondelles de citron.
• Parsemer du reste des aromates.
• Redonner 1 tour de moulin à poivre et remettre 1 pincée de sel.
• Ajouter 1 filet d'huile d'olive (2 cuil. à café par papillote) sur les poissons blancs uniquement.
• Terminer par 2 cuil. à café de vin blanc dans chaque papillote.
• Refermer soigneusement les papillotes en laissant le plus possible de volume au-dessus des poissons.
• Faire chauffer le four à 225 °C (th. 7-8) pendant qu'on fait les papillotes.
• On y mettra celles-ci à cuire pendant 20 min.
• Les convives pourront, en ouvrant délicatement les papillotes, humer le parfum de Provence qui s'en dégage.

Accompagnement

Servir avec de l'oseille, des poireaux ou des endives.

Les quantités sont calculées pour une personne mesurant 1,70 m ayant un métier actif. Pour les adapter à votre cas, *voir p. 190-191.*

Langoustines au chou rouge

Pour 2 personnes

Préparation : 15 min

Cuisson : 30 min

INGRÉDIENTS

500 g de langoustines

150 g de bisque de langoustine ou de homard en boîte

300 g de chou rouge émincé finement

2 cuil. à soupe d'huile d'olive

1 cuil. à soupe de cognac

1 cuil. à soupe de vinaigre de xérès

50 g de beurre

Sel, poivre

• Décortiquer les queues de langoustines.

• Dans une poêle antiadhésive, faire chauffer l'huile d'olive, y faire cuire à feu vif les langoustines environ 5 min en les remuant pour les dorer.

• Saler, poivrer, arroser avec le cognac et flamber, puis les débarrasser sur une assiette, garder la poêle sans la laver.

• Dans une casserole d'eau bouillante salée, ajouter le vinaigre et y mettre à blanchir le chou rouge pendant 5 min à partir de la reprise de l'ébullition, puis l'égoutter.

• Dans la poêle des langoustines, faire fondre 10 g de beurre et mettre le chou à cuire pendant 15 min.

• Dans une petite casserole, faire chauffer la bisque et, à l'aide d'un fouet, incorporer par petits morceaux les 40 g de beurre restant.

• Réchauffer les langoustines et les servir dans deux assiettes, entourées d'une couronne de chou rouge et largement arrosées de sauce.

Accompagnement

Les légumes du plat constituent la garniture.

Bon à savoir

- *Pour les gens pressés, il existe des langoustines surgelées toutes épluchées... Mais évidemment le plat perd de son parfum.*
- *On trouve des langoustines fraîches à des prix très raisonnables quand elles sont petites, ce qui ne réduit pas la qualité du plat.*

Les quantités sont calculées pour une personne mesurant 1,70 m ayant un métier actif. Pour les adapter à votre cas, *voir p. 190-191.*

Queues de langoustines aux épices

Pour 2 personnes

Préparation : 15 min

Cuisson : 20 min

INGRÉDIENTS

- 500 g de queues de langoustines crues
- 2 langoustines entières crues
- 1 petite boîte de concentré de tomates
- 1 gousse d'ail
- 2 cuil. à soupe d'huile d'olive
- 4 cuil. à soupe de whisky
- 37,5 cl de vin blanc sec (1/2 bouteille)
- 1 cuil. à soupe de crème fraîche
- 1 morceau de sucre
- 1 bouquet garni :
  - 3 branches de thym
  - 3 branches de persil plat
  - 1/2 feuille de laurier

• Dans une sauteuse antiadhésive, ou un grand faitout, mettre à chauffer l'huile d'olive à feu vif et y écraser l'ail à l'aide du plat d'un couteau.

• Mettre dans la sauteuse les langoustines entières et les queues, remuer avec une cuillère en bois pendant 2 à 3 min suivant la grosseur des crustacés.

• Ajouter le vin blanc, porter à ébullition, verser le whisky et faire flamber.

• Dès l'arrêt des flammes, ajouter les graines de Sichuan, verser le concentré de tomates et ajouter le sucre. Bien remuer pour lier au jus de cuisson et maintenir un léger frémissement.

• Dès que l'ensemble est homogène, retirer la sauteuse du feu, enlever les langoustines et les réserver sur une assiette.

• Ajouter ensuite à la sauce la cuil. à café de curcuma, le bouquet garni, le poivre de Cayenne et la pointe de curry.

• Saler et poivrer.

• Transvaser la sauce dans une petite casserole et la porter à léger frémissement pendant 15 min.

• Au bout des 15 min, ajouter la crème, goûter pour rectifier éventuellement l'assaisonnement.

• Remettre les langoustines dans la sauteuse et les napper avec la sauce passée au travers d'un chinois ou d'une passoire très fine.

• Servir dans deux assiettes chaudes et prévoir deux rince-doigts !

Les épices

- 1 cuil. à café de graines de Sichuan
- 1 cuil. à café de curcuma
- 1 pincée de poivre de Cayenne
- 1 pointe de curry

Sel, poivre

Accompagnement

Servir ce plat avec une fondue de poireaux ou des haricots verts au beurre fondu.

Bon à savoir

• Coupez délicatement la carapace ventrale des langoustines avec des ciseaux avant de les cuire, ceci afin de les décortiquer sans trop de mal quand vous les dégusterez.

Les quantités sont calculées pour une personne mesurant 1,70 m ayant un métier actif. Pour les adapter à votre cas, *voir p. 190-191.*

Barbue et langoustine au cidre

Pour 2 personnes

Préparation : 20 min

Cuisson : 52 min

INGRÉDIENTS

1 barbue de 1 kg

200 g de queues de langoustines cuites

1 bouteille de cidre

2 carottes

1 oignon

4 branches de persil plat avec les queues

1/4 de cuil. à café de graines d'anis

6 graines de coriandre

1 cuil. à soupe de crème fraîche

Sel, poivre

• Décortiquer les langoustines.
• Demander au poissonnier de lever les filets de la barbue et de mettre pour vous de côté l'arête et la tête.
• Éplucher l'oignon et le couper en rondelles.

Le fumet de poisson

• Dans une grande casserole, verser la bouteille de cidre, y déposer la tête et l'arête de la barbue, la carotte et les rondelles d'oignon, les épices, puis le persil et poivrer sans saler.
• Porter à ébullition sans couvrir pendant 40 min.
• Au bout de 40 min, passer le fumet au chinois au-dessus d'une sauteuse en pressant très fort pour extraire l'essentiel du liquide, y faire cuire les filets.
• Porter le fumet contenu dans la sauteuse à ébullition, y déposer les filets de barbue, saler, poivrer et maintenir à frémissement pendant 10 à 12 min suivant l'épaisseur des filets.
• 2 min avant la fin de la cuisson ajouter les langoustines décortiquées.
• Faire chauffer 2 assiettes, y déposer à l'aide d'une écumoire les filets et les langoustines, ajouter la cuillère à soupe de crème dans le fumet de cuisson, bien mélanger puis en napper largement le contenu des assiettes.

Accompagnement

Les légumes du plat constituent la garniture.

Les quantités sont calculées pour une personne mesurant 1,70 m ayant un métier actif. Pour les adapter à votre cas, voir p. 190-191.

Langoustines rôties

Pour 2 personnes

Préparation : 20 min

Cuisson : 20 min

Ingrédients

12 queues de grosses langoustines

2 cuil. à soupe d'huile d'olive

4 branches de céleri

20 g de beurre

2 courgettes

Sel de Guérande

Poivre

La vinaigrette

1 cuil. à soupe de vinaigre de xérès

2 cuil. 1/2 à soupe d'huile d'olive

1 cuil. à café de jus de citron

1 cuil. à café de ciboulette ciselée

1 cuil. à café de cerfeuil ciselé

- Décortiquer les queues de langoustines.
- Éplucher le céleri, couper les 4 branches en petits dés, les blanchir 2 min dans l'eau bouillante, puis les égoutter.
- Tailler les courgettes en fines chips, les disposer sur la plaque du four, les arroser d'une noix de beurre fondue et laisser cuire à 210 °C au four (th. 7) jusqu'à coloration.
- Dans une poêle, faire chauffer la noix de beurre, y faire rissoler les dés de céleri environ 10 min.
- Dans une poêle, faire chauffer l'huile, y faire revenir les langoustines à feu vif, saler et poivrer pendant 3 min en les retournant à mi-cuisson.
- Déposer les dés de céleri dans le fond de l'assiette puis les langoustines au-dessus et, enfin, les chips de courgettes.
- Entourer d'un bon filet de vinaigrette et parsemer avec les herbes.

Accompagnement

Les légumes du plat constituent la garniture.

Les quantités sont calculées pour une personne mesurant 1,70 m ayant un métier actif. Pour les adapter à votre cas, voir p. 190-191.

Coquillages sauce safranée

Pour 2 personnes

Préparation : 35 min

Cuisson : 15 min

INGRÉDIENTS

1,5 kg de moules

500 g de coques

500 g de bigorneaux

1 échalote hachée

5 cl de vin blanc

1 cuil. à soupe de crème

Piment de Cayenne

1 cuil. à soupe d'huile d'olive

1/2 dose de safran

- Gratter et laver les moules et laver les bigorneaux.
- Laver les coques dans plusieurs eaux avec une pointe de vinaigre pour bien éliminer le sable.
- Faire cuire les bigorneaux dans une casserole d'eau bien salée avec une pointe de piment de Cayenne.
- Porter à ébullition à feu vif, baisser ensuite pour maintenir un petit bouillonnement pendant 7 min, puis égoutter et réserver.
- Dans un faitout, faire chauffer l'huile d'olive, y faire fondre l'échalote hachée finement.
- Quand elle devient transparente mouiller avec le vin blanc, ajouter les moules et les coques.
- À feu vif et à couvert faire ouvrir les coquillages en veillant à arrêter la cuisson dès qu'ils sont ouverts sinon ils deviendraient caoutchouteux.
- Les décoquiller ainsi que les bigorneaux.
- Pendant ce temps faire réduire le jus de cuisson des moules de moitié, ajouter la crème et une demi-dose de safran, poivrer.
- Faire réchauffer les coquillages dans cette sauce sans faire bouillir.
- Servir sur 2 assiettes chaudes.

Accompagnement

On accompagnera ce plat d'épinards.

Les quantités sont calculées pour une personne mesurant 1,70 m ayant un métier actif. Pour les adapter à votre cas, *voir p. 190-191.*

Gambas grillées au fenouil

Pour 2 personnes

Préparation : 15 min

Cuisson : 8 min

Ingrédients

12 belles gambas

1 cuil. à soupe de graines de fenouil

3 cuil. à soupe d'huile d'olive

1 cuil. à café de pastis

1/2 citron (jus)

1 cuil. à café de poivre mignonnette

Paprika

1 bulbe de fenouil

Sel (fleur de sel)

- Éplucher le bulbe de fenouil, le couper en quatre, le saler et le déposer dans le vapo-cuiseur pendant 6 à 8 min jusqu'à ce que le fenouil devienne translucide. À défaut de vapo-cuiseur on mettra dans une passoire au-dessus d'une casserole d'eau bouillante et coiffée de son couvercle.
- Laver les gambas et les sécher sur un papier absorbant.
- Dans une poêle antiadhésive bien chaude déposer le poivre et chauffer jusqu'à ce qu'il crépite puis le verser dans une tasse.
- Dans la même poêle, verser l'huile avec les graines de fenouil.
- Quand l'huile est bien chaude, déposer les gambas, les faire cuire 4 min d'un côté, les retourner et laisser cuire encore 4 min jusqu'à ce qu'elles deviennent bien roses.
- Arroser avec le pastis et le jus de citron, saupoudrer de paprika et de fleur de sel (Guérande).
- Disposer sur des assiettes chaudes avec le bulbe de fenouil et parsemer du poivre en attente.

Accompagnement

Les légumes du plat constituent la garniture.

Les quantités sont calculées pour une personne mesurant 1,70 m ayant un métier actif. Pour les adapter à votre cas, voir p. 190-191.

Consommé d'huîtres

Pour 6 personnes

Préparation : 15 min

Cuisson : 30 min

INGRÉDIENTS

1 l de bouillon de poule au pot

2 échalotes

4 douzaines de petites huîtres creuses

2 carottes

2 blancs de poireaux

20 cl de vin blanc sec

5 champignons de Paris rosés

20 cl de crème fraîche épaisse

1 jaune d'œuf

2 cuil. à soupe d'huile d'olive

Cerfeuil

Sel, poivre

• Émincer finement les champignons, les échalotes, le blanc de poireau et la carotte.
• Faire chauffer l'huile d'olive dans une sauteuse antiadhésive à fond épais et y faire fondre tous les légumes émincés.
• Quand les légumes sont attendris, ajouter le vin blanc et le bouillon, poivrer et laisser frémir pendant 20 min.
• Ouvrir les huîtres en récupérant leur eau.
• Réserver la chair et passer l'eau récupérée à travers une gaze posée dans une passoire, au-dessus d'un bol.
• Mixer les légumes et leur jus de cuisson puis les remettre dans la sauteuse avec l'eau des huîtres et réchauffer pendant 10 min.
• Dans un bol mélanger la crème fraîche et le jaune d'œuf puis les ajouter au contenu de la sauteuse et mélanger le tout en veillant à ne pas laisser bouillir.
• Ajouter les huîtres et rectifier l'assaisonnement en salant si nécessaire.
• Servir aussitôt le consommé dans des assiettes creuses chaudes et le parsemer de peluches de cerfeuil.

Accompagnement

Déguster, mais séparément, le consommé d'huîtres et des poireaux chauds à la vinaigrette de xérès.

Les quantités sont calculées pour une personne mesurant 1,70 m ayant un métier actif. Pour les adapter à votre cas, *voir p. 190-191.*

Petite nage pour y faire cuire poissons ou crustacés

Préparation : 30 min

Cuisson : 31 min

INGRÉDIENTS POUR 1 L DE NAGE ENVIRON

2 carottes
1 clou de girofle
1 blanc de poireau
1 l d'eau
30 g de céleri
25 g de gros sel
60 g d'oignon
3 citrons (zeste)
2 échalotes
5 oranges (zeste)
2 gousses d'ail non épluchées
25 grains de poivre vert
6 queues de persil
25 grains de poivre blanc
1/2 anis étoilé
1/4 de vin blanc
1/2 feuille de laurier
1 jus d'orange
1 branche de fenouil frais
1 branche de thym
1 branche d'estragon

• Dans une casserole, mettre le litre d'eau, tous les ingrédients énumérés ci-dessus (sauf le vin blanc et le jus d'orange), faire cuire 30 min à découvert.

• Au bout des 30 min, ajouter le vin blanc et le jus d'orange et remettre à bouillir trente secondes, pas plus.

• Passer au chinois et réserver au frais.

Bon à savoir

• *La « nage » rendra heureux les amateurs de potage car c'est en fait une sorte de bouillon destiné à parfumer les poissons ou crustacés, dans lequel on les fera cuire et qui les accompagnera avec leurs légumes, servis dans une assiette creuse.*

• *On ajoutera donc aux couverts 1 cuillère à soupe pour déguster ces poissons ou fruits de mer « à la nage ».*

• *La nage peut également se congeler pour un usage ultérieur.*

Sauté d'agneau au vinaigre

Pour 4 personnes

Préparation : 10 min

Cuisson : 15 min

INGRÉDIENTS

- 1 kg d'épaule d'agneau désossée*
- 2 gousses d'ail
- 3 cuil. à soupe d'huile d'olive
- 2 branches de thym frais ou 4 branches de thym séché
- 3 cuil. à soupe de vinaigre de xérès

• Faire désosser et couper l'épaule en cubes de 4 cm par votre boucher.
• Dans une cocotte, faire chauffer l'huile d'olive, y faire rissoler les morceaux d'agneau sur toutes les faces.
• Éplucher la gousse d'ail, la débarrasser de son germe et la presser sur la viande.
• Ajouter le thym.
• Couvrir et cuire 15 min à feu doux.
• À la fin de la cuisson, ôter la viande à l'aide d'une écumoire, conserver au chaud dans le plat de service.
• Déglacer la cocotte avec le vinaigre, 1 cuil. à soupe d'eau chaude et le jus rendu par la viande en attente.
• Porter à ébullition quelques secondes et verser sur la viande.
• Servir sur des assiettes chaudes.

Accompagnement

Servir avec des topinambours sautés (p. 307).

Bon à savoir

• *Rien ne vous empêche de faire ce sauté si vous vivez seul ou seule, divisé en 4 parts, les 3 qui restent se conserveront très bien au congélateur et seront tout aussi délicieuses réchauffées.*

* *Les quantités sont calculées pour une personne mesurant 1,70 m ayant un métier actif. Pour les adapter à votre cas, voir p. 190-191.*

Cuisses de canard aux chips de navets

Pour 2 personnes

Préparation : 47 min

Cuisson : 13 min

INGRÉDIENTS

2 cuisses et hauts de cuisse de canard*

6 petits navets

Sel, poivre

- Faire bien chauffer à feu vif une sauteuse antiadhésive puis y déposer les cuisses côté peau, couvrir et laisser cuire 3 min.
- Les retourner, saler, poivrer et couvrir à nouveau.
- Au bout de 3 min, baisser le feu et laisser cuire 40 min à feu doux.
- Pendant ce temps, éplucher les navets et les couper en forme de chips.
- Faire bouillir une casserole d'eau salée, y plonger les chips et, dès que l'ébullition apparaît, compter 1 min, les retirer, les égoutter et les réserver sur une assiette bien garnie de papier absorbant.
- 15 min avant la fin de cuisson du canard, disposer les chips de navets autour des cuisses pour qu'elles rissolent dans la graisse rendue par le canard.
- Veiller à les retourner au bout de 7 min pour qu'elles soient croustillantes sur les 2 faces.
- Servir les cuisses entourées des chips de navets sur 2 assiettes bien chaudes.

Accompagnement

Les légumes du plat constituent la garniture.

Bon à savoir

• On pourra manger ces cuisses de canard le midi à condition d'en mettre 2 par personne et de remplacer les navets par des pommes sautées surgelées précuites.

** Les quantités sont calculées pour une personne mesurant 1,70 m ayant un métier actif. Pour les adapter à votre cas, voir p. 190-191.*

Cuisses de canard au caramel garnies de chou rouge à la badiane

Pour 2 personnes

Préparation : 10 min

Cuisson : 50 min

INGRÉDIENTS

2 cuisses de canard*

3 cuil. à soupe de miel d'oranger

1 badiane

4 grains de coriandre

1/4 de chou rouge

1 cuil. à soupe de vinaigre de xérès

Sel, poivre

• Chauffer une sauteuse à fond épais et couvercle en Pyrex.
• Déposer les cuisses côté peau, saler, poivrer, couvrir et cuire à feu moyen pendant 20 min.
• Retirer l'excédent de graisse et la garder précieusement car elle servira à faire de délicieuses pommes de terre sarladaises.
• Retourner les cuisses, poivrer largement et remettre à cuire au minimum 30 min à feu doux.
• Pendant ce temps, émincer le chou, le faire blanchir 10 min dans l'eau bouillante salée et l'égoutter.
• Déposer les cuisses de canard sur des assiettes chaudes entourées du chou rouge.
• Dans une petite casserole faire chauffer le miel, la coriandre et la badiane à feu vif. Dès que le miel a atteint une belle couleur caramel verser la cuillère de vinaigre et napper les cuisses de canard.

Accompagnement
Les légumes du plat constituent la garniture.

Bon à savoir

• *On pourra manger ces cuisses de canard le midi en doublant leur quantité et en remplaçant le chou rouge par des pommes de terre à la sarladaise.*

* *Les quantités sont calculées pour une personne mesurant 1,70 m ayant un métier actif. Pour les adapter à votre cas, voir p. 190-191.*

Filets de canette aux figues

Pour 2 personnes

Préparation : 10 min

Cuisson : 20 min

INGRÉDIENTS

2 petits filets de canette (soit 230 g par personne)*

4 figues séchées

Sel, poivre

La sauce

1 petite échalote hachée

6 cl de vin rouge (4 cuil. à soupe)

1 cuil. à café de miel d'oranger

1 pincée de cannelle

20 g de beurre

2 tours de moulin de graines de coriandre

Sel, poivre

- Dans une casserole à fond épais, faire cuire l'échalote hachée à feu vif avec le vin rouge, jusqu'à ce que le vin soit juste évaporé.
- Baisser le feu, ajouter le miel, mélanger, laisser en attente hors du feu.
- Faire gonfler les figues sèches à la vapeur, dans un vapo-cuiseur.
- Faire chauffer une poêle antiadhésive, y poser les aiguillettes côté peau pendant 4 min, saler, poivrer.
- Les retourner pour les cuire encore 2 min si on les aime rosées, 3 min si on les préfère à point.
- Remettre sur feu doux la casserole gardée en attente, incorporer le beurre par petites parcelles en fouettant la préparation, saler, poivrer, saupoudrer de cannelle et de coriandre.
- Trancher les aiguillettes en biais en ôtant le gras.
- Disposer les tranches en éventail sur deux assiettes chaudes avec les figues et napper de sauce.

Accompagnement

3 ou 4 petits bouquets de brocoli par personne que l'on peut faire cuire à la vapeur avec les figues pendant 8 à 10 min.

Bon à savoir

• Le canard peut s'accompagner de fruits sans problème, sauf pour les diabétiques insulino-dépendants et en cas de diabète de surcharge non traité.

• À défaut de vapo-cuiseur on mettra les figues dans une passoire au-dessus d'une casserole d'eau bouillante sans que l'eau touche le fond de la passoire, en posant un couvercle par-dessus pour garder un maximum de vapeur jusqu'à ce que les fruits soient bien gonflés.

• Compter 5 min ou plus suivant la qualité des figues.

** Les quantités sont calculées pour une personne mesurant 1,70 m ayant un métier actif. Pour les adapter à votre cas, voir p. 190-191.*

Dinde en gelée

Pour 8 personnes

Préparation : la veille

INGRÉDIENTS

1 jeune dinde de 1,8 kg*

2 oranges non traitées

2 citrons non traités

50 g d'olives vertes dénoyautées

50 g d'olives noires dénoyautées

1 bouquet d'estragon

Pour la gelée

Les abattis de la dinde

1 pied de veau

2 carottes

1 poireau

1 oignon piqué de 2 clous de girofle

1 branche de céleri

Thym, laurier

50 cl de vin blanc sec

2 l d'eau

Sel, poivre

2 cuil. à soupe de porto

• Dans un faitout verser tous les ingrédients de la gelée, porter à ébullition et laisser cuire à feu moyen pendant 30 min.

• Plonger la dinde, la laisser cuire 2 h 30, puis la sortir, désosser et couper la chair obtenue en filets pas trop gros.

• Remettre la carcasse dans le bouillon, faire réduire celui-ci jusqu'à 2 l puis le passer et en verser quelques gouttes sur une assiette très froide, sortant du réfrigérateur, pour vérifier qu'il prend en gelée.

• Laisser refroidir, ajouter le porto et pendant ce temps couper les citrons et les oranges en fines rondelles.

• Quand la gelée est presque froide, en verser un peu dans le fond d'un grand saladier et mettre au réfrigérateur.

• Dès qu'elle est prise, sortir le saladier du réfrigérateur, tapisser les côtés en faisant couler un peu de gelée sur le bord et réfrigérer à nouveau.

• Appliquer sur le fond et les côtés du saladier enduits de gelée des rondelles de citron et d'orange, des olives vertes et noires et des feuilles d'estragon qui seront l'élément décoratif du plat.

• Couper en 4 les rondelles restantes, les mélanger avec la chair de la dinde, les olives, les feuilles d'estragon ciselées, verser le tout dans le saladier et quand il est presque plein ajouter tout le reste de la gelée encore liquide.

• Mettre au réfrigérateur 24 h, jusqu'au moment de servir.

Accompagnement

Les légumes du plat constituent la garniture.

** Les quantités sont calculées pour une personne mesurant 1,70 m ayant un métier actif. Pour les adapter à votre cas, voir p. 190-191.*

Sauté de dinde à l'oseille et au lait de coco

Pour 2 personnes

Préparation : 10 min

Cuisson : 20 min

INGRÉDIENTS

400 g d'escalope de dinde*

1 échalote hachée

2 cuil. à soupe d'huile d'olive

10 g de beurre

20 grandes feuilles d'oseille

10 cl de lait de coco

Sel, poivre

- Débarrasser les feuilles d'oseille de leur nervure centrale.
- Émincer en lanières les escalopes de dinde.
- Dans une poêle à fond épais, faire chauffer l'huile d'olive, et la petite noix de beurre, y faire fondre l'échalote à feu moyen.
- Dès que l'échalote est transparente, ajouter l'émincé de dinde, saler, poivrer et le faire saisir à feu vif en le remuant à la cuillère pour bien le rissoler.
- Pendant ce temps, dans une casserole à fond épais, mettre la seconde cuil. à soupe d'huile d'olive.
- Quand elle est chaude, ajouter les feuilles d'oseille, couvrir et laisser fondre à feu moyen.
- Dès que l'oseille est fondue, ajouter le lait de coco, saler, poivrer et verser le tout sur l'émincé de dinde.
- Couvrir et laisser mijoter à feu doux pendant 15 min.

Accompagnement

Les légumes du plat constituent la garniture.

Bon à savoir

• Achetée en boucherie, la dinde sera de meilleure qualité et on pourra demander au boucher de l'émincer !

• Ce plat peut très bien attendre 30 min en mijotant doucement.

** Les quantités sont calculées pour une personne mesurant 1,70 m ayant un métier actif. Pour les adapter à votre cas,* *voir p. 190-191.*

Escalopes de dinde à la moutarde

Pour 2 personnes

Préparation : 10 min

Cuisson : 10 min

INGRÉDIENTS

- 460 g d'escalopes de dinde*
- 1/2 mandarine
- 1 cuil. à soupe d'huile d'olive
- 10 g de beurre
- Sel, poivre

• Ôter le zeste de la mandarine et le hacher finement, puis presser le jus de la mandarine.
• Dans une poêle antiadhésive, mettre l'huile d'olive et faire fondre le beurre à feu vif.
• Dès que le beurre et l'huile sont bien chauds, y déposer les escalopes de dinde, saler, poivrer, parsemer avec la moitié du zeste de mandarine.
• Retourner les escalopes et les assaisonner de la même façon, puis baisser le feu et laisser cuire à feu doux pendant 10 min environ suivant l'épaisseur de la viande.
• Débarrasser les escalopes dans deux assiettes.
• Mettre dans la poêle le jus de mandarine et bien gratter les sucs avec une cuillère en bois ou en plastique pour obtenir une sauce dont on arrosera les escalopes.

Accompagnement

Servir avec des haricots verts.

** Les quantités sont calculées pour une personne mesurant 1,70 m ayant un métier actif. Pour les adapter à votre cas,* *voir p. 190-191.*

Cuisses de lapin aux carottes et aux topinambours sautés

Pour 2 personnes

Préparation : 15 min

Cuisson : 45 min

INGRÉDIENTS

2 cuisses de lapin*

2 cuil. à soupe de bouillon

2 cuil. à soupe de vinaigre de xérès

1 cuil. à café de fleur de thym

4 cuil. à soupe de vin blanc sec

1 carotte

600 g de topinambours

1 cuil. à soupe d'huile

Sel, poivre

• Couper la carotte en rondelles.
• Dans une grande sauteuse, mettre à chauffer la cuillérée à soupe d'huile.
• Dès qu'elle est chaude, y déposer les cuisses de lapin et les faire rissoler sur les 2 faces.
• Baisser le feu et ajouter les rondelles de carottes.
• Verser le vin blanc et le bouillon.
• Saler, poivrer, parsemer de thym et couvrir.
• Laisser mijoter à feu doux au moins 1 h.
• Pendant ce temps, on fera cuire les topinambours à l'eau salée frémissante pendant 20 min.
• En fin de cuisson, déglacer la sauteuse avec les 2 cuil. à soupe de vinaigre de xérès et ajouter les topinambours bien égouttés.

Accompagnement

Les légumes du plat constitueront la garniture.

Bon à savoir

• *Voir p. 307 la recette des topinambours sautés.*

** Les quantités sont calculées pour une personne mesurant 1,70 m ayant un métier actif. Pour les adapter à votre cas, voir p. 190-191.*

Cuisses de lapin à la moutarde et aux graines de sésame sur lit de tomates

Préparation : 10 min

Cuisson : 45 min

INGRÉDIENTS

- 2 cuisses de lapin*
- 6 tomates
- 2 cuil. à soupe de graines de sésame
- 2 cuil. à soupe d'huile d'olive
- 4 cuil. à soupe de moutarde extra-forte
- 1 cuil. à café de sucre en poudre
- Sel, poivre

• Dans une sauteuse antiadhésive, faire chauffer l'huile d'olive.

• Enduire les cuisses de lapin avec 2 cuil. à soupe de moutarde, les parsemer de graines de sésame, puis les mettre dans la poêle et les faire rissoler de part et d'autre en prenant soin de couvrir la sauteuse pour éviter les projections de moutarde et de graines.

• Éplucher les tomates et les couper en 8.

• Débarrasser les cuisses de lapin de la sauteuse, mettre les tomates à la place, ajouter les 2 cuil. de moutarde restantes, saler, poivrer, saupoudrer de sucre en poudre et bien mélanger avec les tomates puis reposer les cuisses par-dessus et faire cuire à couvert pendant 45 min.

• 10 min avant la fin de la cuisson, on ôtera le couvercle pour réduire la sauce, poivrer et servir aussitôt.

Accompagnement

Les légumes du plat constituent la garniture.

Bon à savoir

• *On poivrera en fin de cuisson pour éviter que le poivre perde son arôme.*

• *Les amateurs de potage ne couvriront pas la sauteuse, ce qui permettra de garder dans deux bols chinois un merveilleux potage à la tomate, au sésame et à la moutarde à déguster le lendemain matin au petit déjeuner, froid en été et chaud en hiver.*
• *La 1/2 cuil. à café par personne de sucre en poudre, noyée dans la sauce, ne pourra pas gêner les diabétiques.*

** Les quantités sont calculées pour une personne mesurant 1,70 m ayant un métier actif. Pour les adapter à votre cas,* *voir p. 190-191.*

Cuisses de lapin à la moutarde provençale

Pour 2 personnes

Préparation : 8 min

Cuisson : 1 h

INGRÉDIENTS

2 cuisses de lapin*

1 pot de moutarde provençale (Maille)

5 cl de vin rosé

3 cl d'eau

1 cuil. à soupe d'huile d'olive

Sel, poivre

• Dans une sauteuse antiadhésive, mettre la cuillère d'huile à chauffer.
• Pendant ce temps, tartiner largement les cuisses de lapin avec la moutarde provençale.
• Mettre les cuisses dans la sauteuse et les saisir à feu vif.
• Saler, poivrer, ajouter le vin et l'eau.
• Couvrir, mettre à feu doux et laisser mijoter entre 50 min et 1 h.

Accompagnement

On peut accompagner ce plat avec 3 poireaux cuits au naturel par personne, qu'on fera réchauffer dans la sauce des cuisses de lapin pendant les 3 dernières min de cuisson.

Bon à savoir

• *La 1/2 cuil. à café par personne de sucre en poudre, noyée dans la sauce, ne pourra pas gêner les diabétiques.*

* *Les quantités sont calculées pour une personne mesurant 1,70 m ayant un métier actif. Pour les adapter à votre cas,* *voir p. 190-191.*

Papillotes de cuisses de lapin sur lit de carottes au parfum d'orange

Pour 2 personnes

Préparation : 10 min

Cuisson : 1 h

INGRÉDIENTS

2 cuisses de lapin*

4 carottes

1 orange non traitée

Sel, poivre

Baies de Sichuan

1 filet d'huile d'olive

2 branchettes de romarin

- Couper 2 rectangles de papier d'aluminium fort.
- Râper les carottes.
- Couper l'orange en 2, presser la première moitié et couper la seconde en 4 rondelles.
- Déposer les carottes râpées au centre des papillotes.
- Arroser avec le jus d'orange, saler légèrement, poivrer de 2 tours de moulin et de quelques baies de Sichuan.
- Saler et poivrer les cuisses de lapin, les poser sur les carottes, les arroser d'un filet d'huile d'olive.
- Ajouter le romarin.
- Fermer soigneusement les papillotes.
- Enfourner dans un four à 225 °C (th. 6-7) pendant 1 h.

Accompagnement

Les légumes du plat constituent la garniture.

** Les quantités sont calculées pour une personne mesurant 1,70 m ayant un métier actif. Pour les adapter à votre cas, voir p. 190-191.*

Cuisses de lapin à la moutarde et au cumin

Pour 2 personnes

Préparation : 5 min

Cuisson : 50 min

INGRÉDIENTS

- 2 cuisses de lapin*
- Moutarde extra-forte
- 1 cuil. à café de graines de cumin
- 2 cuil. à soupe d'huile d'olive
- 3 cuil. à soupe de vin blanc sec
- Sel, poivre

• Enduire largement les cuisses de lapin de moutarde, les saler, poivrer et parsemer de cumin.

• Dans une sauteuse antiadhésive, faire chauffer l'huile et y faire dorer les cuisses sur les deux faces à feu vif.

• Puis poser le couvercle en verre, baisser le feu et laisser mijoter 35 à 40 min.

• Déglacer avec le vin blanc et servir avec une compote d'endives au cumin.

Accompagnement

Servir avec des salsifis.

** Les quantités sont calculées pour une personne mesurant 1,70 m ayant un métier actif. Pour les adapter à votre cas,* *voir p. 190-191.*

Cuisses de lapin à la compote de tomates

Pour 2 personnes

Préparation : 10 min

Cuisson : 50 min

INGRÉDIENTS

- 2 cuisses de lapin*
- 6 tomates
- 2 cuil. à soupe d'huile d'olive
- 10 feuilles de basilic
- 1 oignon
- 1 cuil. à café de sucre en poudre
- Sel, poivre
- 50 g de petits lardons allumettes
- 1/2 cuil. à café de graines d'aneth

• Éplucher l'oignon et l'émincer finement.
• Passer les tomates 2 min dans l'eau bouillante puis les éplucher et les couper en gros dés.
• Dans une sauteuse antiadhésive faire chauffer l'huile d'olive, y déposer l'oignon émincé et les petits lardons.
• Maintenir à feu moyen jusqu'à ce que les oignons soient transparents et les lardons rissolés ; les débarrasser alors dans une assiette.
• Mettre à leur place dans la poêle les cuisses de lapin, les saisir à feu vif sur les deux faces et les enlever de la poêle.
• Baisser le feu, remettre dans la poêle les oignons, les lardons et les tomates.
• Saler, poivrer, ajouter les graines d'aneth et la cuil. à café de sucre en poudre.
• Ciseler les feuilles de basilic et les ajouter dans la sauteuse.
• Saler et poivrer les cuisses de lapin, les déposer sur le tout, couvrir et laisser mijoter pendant au moins 45 min à feu doux en ajoutant un peu d'eau chaude si le jus est trop réduit.

Accompagnement

Les légumes du plat constituent la garniture.

Bon à savoir

• *Plus c'est cuit, meilleur c'est !*

** Les quantités sont calculées pour une personne mesurant 1,70 m ayant un métier actif. Pour les adapter à votre cas, voir p. 190-191.*

Échine de porc sous une couette de tomates à l'aneth

Pour 2 personnes

Préparation : 5 min

Cuisson : 25 min

INGRÉDIENTS

400 g d'échine de porc*

2 petites tomates

1 cuil. à café de graines d'aneth

1 cuil. à café de feuilles d'aneth séchées

Sel, poivre

• Faire chauffer une poêle antiadhésive et, lorsqu'elle est bien chaude, y déposer les grillades.

• Parsemer de la moitié des graines d'aneth.

• Quand le premier côté est bien saisi, retourner les grillades et les parsemer avec le reste des graines.

• Baisser le feu et laisser cuire pendant 20 min.

• Pendant ce temps, couper les tomates en rondelles et, 10 min avant la fin de la cuisson, les disposer sur les grillades puis les parsemer avec les feuilles d'aneth séchées. Ainsi les tomates seront chaudes, mais pas cuites, quand les grillades auront fini de cuire.

Accompagnement

Les légumes du plat constituent la garniture.

Bon à savoir

• Cela évitera l'acidification des tomates à la cuisson et leur permettra de garder tout leur arôme.

** Les quantités sont calculées pour une personne mesurant 1,70 m ayant un métier actif. Pour les adapter à votre cas, voir p. 190-191.*

Côtes de porc au citron

Pour 2 personnes

Préparation : 5 min

Cuisson : 20 min

INGRÉDIENTS

2 côtes de porc*

1 citron (jus)

1 cuil. à café de sucre en poudre

1 moulin de mélange pour poisson (Amora)

• Couper au milieu du citron 2 belles rondelles et garder les 2 1/2 citrons restants.

• Faire chauffer une poêle antiadhésive, y déposer les côtes de porc et les saisir à feu vif.

• Presser le jus d'un 1/2 citron sur les côtes, poivrer, mouliner largement le moulin d'aromates et saupoudrer avec la moitié du sucre en poudre.

• Retourner les côtes, presser dessus le deuxième 1/2 citron et les assaisonner de la même façon, puis baisser le feu et laisser cuire 15 min à feu doux.

• Disposer les côtes de porc dans 2 assiettes chaudes et poser sur chacune la rondelle de citron.

Accompagnement

Servir avec des courgettes.

Bon à savoir

• *Le moulin de mélange pour poisson Amora comprend du sel, du poivre, de la coriandre, de la moutarde, du citron et du fenouil.*

** Les quantités sont calculées pour une personne mesurant 1,70 m ayant un métier actif. Pour les adapter à votre cas, voir p. 190-191.*

Filet mignon de porc à la moutarde

Pour 4 personnes

Préparation : 5 min

Cuisson : 45 min

INGRÉDIENTS

Filet mignon de porc (soit 230 g par personne)*

1 verre de vin blanc

Moutarde extra-forte (en quantité suffisante pour tartiner la pièce de viande)

Sel, poivre

- Enduire copieusement de moutarde le filet sur toutes ses faces, saler et poivrer.
- Chauffer le four à 220 °C (th. 6).
- Dans un plat allant au four, verser 1/4 du verre de vin, poser le rôti, enfourner et laisser cuire 45 min en arrosant toutes les 15 min avec le tiers du reste du vin blanc.
- Sortir et découper pour servir sur des assiettes chaudes.

Accompagnement

On accompagnera ce plat avec une purée de céleri ou des haricots verts.

Bon à savoir

- *Le midi, on doublera la part de filet et on le servira avec des pâtes fraîches.*

** Les quantités sont calculées pour une personne mesurant 1,70 m ayant un métier actif. Pour les adapter à votre cas, voir p. 190-191.*

Filet mignon de porc

Pour 4 personnes

Préparation : 15 min

Cuisson : 2 h

INGRÉDIENTS

Filet mignon (soit 230 g par personne)*

1 oignon émincé

1 carotte

2 gousses d'ail

Paprika

2 cuil. à soupe d'huile d'olive

Sel, poivre

- Piquer le rôti avec les éclats d'ail.
- Dans une cocotte faire chauffer l'huile, y faire blondir l'oignon.
- Ajouter la carotte coupée en rondelles.
- Poser le rôti, saler, poivrer et saupoudrer de paprika.
- Ajouter deux cuillerées à soupe d'eau.
- Couvrir et laisser mijoter environ 2 h à feu doux.
- Rajouter un peu d'eau chaude pour arroser de temps en temps.
- Vérifier la cuisson.

Accompagnement

Servir avec des carottes râpées au cumin (p. 295).

** Les quantités sont calculées pour une personne mesurant 1,70 m ayant un métier actif. Pour les adapter à votre cas, voir p. 190-191.*

Grillades de porc aux petits lardons

Pour 2 personnes

Préparation : 10 min

Cuisson : 25 min

INGRÉDIENTS

400 g de grillade de porc dans l'échine*

50 g de lardons allumettes

1 oignon

10 cl de vin blanc

5 cuil. 1/2 café de vinaigre

1 cuil. à café de farine

2 cuil. à soupe d'huile d'olive

Sel, poivre

- Émincer très finement l'oignon.
- Faire chauffer une sauteuse antiadhésive, y saisir les grillades 2 min de chaque côté, les débarrasser et les mettre en réserve dans une assiette.
- Mettre dans la sauteuse l'huile d'olive, l'oignon émincé et les petits lardons.
- Lorsque les oignons sont transparents, saupoudrer de farine, mélanger à la cuillère de bois, verser sur le mélange le vin blanc, le vinaigre et déposer les grillades.
- Saler légèrement, poivrer, couvrir, baisser le feu et laisser cuire environ 20 min.

Accompagnement

Servir avec des brocolis.

** Les quantités sont calculées pour une personne mesurant 1,70 m ayant un métier actif. Pour les adapter à votre cas, voir p. 190-191.*

Poulet aux tomates

Pour 2 personnes

Préparation : 15 min

Cuisson : 45 min

INGRÉDIENTS

1 poulet coupé en morceaux (soit 230 g par pers.)*

6 tomates

1 gousse d'ail pressée

1 échalote

Sel, poivre

• Débarrasser la gousse d'ail de son germe et la presser, hacher l'échalote.
• Plonger les tomates 3 min dans l'eau bouillante, les éplucher et les couper en rondelles.
• Dans une sauteuse antiadhésive faire rissoler les morceaux de poulet.
• Lorsqu'ils sont bien saisis les débarrasser sur une assiette et jeter la graisse rendue.
• Il restera dans la sauteuse une pellicule de graisse qui permettra de faire fondre l'échalote.
• Quand celle-ci sera fondue, remettre les morceaux de poulet, ajouter la gousse d'ail pressée et les rondelles de tomates, saler et poivrer.
• Couvrir et laisser mijoter à feu moyen pendant 40 à 45 min suivant la taille des morceaux de poulet.

Accompagnement

Les tomates du plat constituent la garniture.

Bon à savoir

• *On accompagnera le poulet le midi avec un riz pilaf et des champignons sautés.*

** Les quantités sont calculées pour une personne mesurant 1,70 m ayant un métier actif. Pour les adapter à votre cas, voir p. 190-191.*

Cuisses de poulet aux mirabelles

Pour 2 personnes

Préparation : 10 min

Cuisson : 40 min

INGRÉDIENTS

2 cuisses et hauts de cuisse de poulet*

40 g de petits lardons

Moutarde au basilic et au vin blanc de chez Picard surgelés ou Carrefour

4 cuil. à soupe de vin blanc

8 mirabelles

- Dans une sauteuse antiadhésive bien chaude, déposer les cuisses côté peau pendant 5 min à feu vif, les retourner, baisser le feu.
- Au bout de 5 min, enlever les cuisses pour les déposer sur un papier absorbant.
- Enlever la graisse de la sauteuse, la remettre sur le feu et y faire dorer les lardons.
- Pendant ce temps, enduire de moutarde les cuisses côté viande, saler, poivrer, puis les remettre dans la sauteuse avec les lardons.
- Ajouter le vin blanc puis les mirabelles et laisser cuire à couvert pendant 30 min.

Accompagnement

Servir avec des fleurettes de brocoli.

** Les quantités sont calculées pour une personne mesurant 1,70 m ayant un métier actif. Pour les adapter à votre cas, voir p. 190-191.*

Papillotes de cuisses de poulet aux champignons

Pour 2 personnes

Préparation : 15 min

Cuisson : 45 min

INGRÉDIENTS

2 cuisses et hauts de cuisses de poulet (soit 230 g par pers.)*

250 g de champignons de Paris

1 échalote hachée

1 gousse d'ail pressée

Persil plat

1/2 citron

1 cuil. à soupe d'huile d'olive

10 g de beurre

2 longueurs de 40 cm de papier d'aluminium

Sel, poivre

• Dans une poêle antiadhésive mettre l'huile d'olive et le beurre à chauffer, y mettre à revenir l'échalote hachée et la gousse d'ail pressée.
• Jeter les champignons, saler, poivrer et les laisser cuire jusqu'à ce que leur eau se soit évaporée.
• Poser une rondelle de citron sur les 2 papiers d'aluminium, ajouter les champignons et la cuisse de poulet côté peau vers le bas.
• Saler et poivrer le poulet, poser dessus une rondelle de citron et du persil.
• Confectionner soigneusement les papillotes en laissant un maximum d'air à l'intérieur.
• Mettre dans le four à 200 °C (th. 6-7) pendant 45 min.

Accompagnement

Les légumes du plat constituent la garniture.

** Les quantités sont calculées pour une personne mesurant 1,70 m ayant un métier actif. Pour les adapter à votre cas,* *voir p. 190-191.*

Cuisses de poulet à la bière, aux carottes et aux raisins secs

Pour 2 personnes

Préparation : 15 min

Cuisson : 40 min

INGRÉDIENTS

2 cuisses de poulet*

30 g de raisins secs

20 cl de bière

1/2 cuil. à café de sucre en poudre

50 g de petits lardons

1 oignon émincé finement

4 carottes coupées en rondelles

1 feuille de laurier

• Faire tremper les raisins pendant 1 h dans la moitié de la bière, puis au bout de ce temps ajouter le sucre sur les raisins.
• Dans une sauteuse antiadhésive saisir les cuisses côté peau pendant 2 min à feu vif, les retourner pour les saisir encore 2 min côté chair, puis les réserver sur une assiette.
• Dans le gras rendu par les cuisses, faire fondre l'oignon émincé et quand il est transparent ajouter les lardons.
• Remuer le tout et poser les cuisses par-dessus, ajouter les raisins, toute la bière, la feuille de laurier et les carottes.
• Saler modérément à cause des lardons, poivrer.
• Couvrir et laisser mijoter pendant 40 min à feu moyen.

Accompagnement

Les légumes du plat constituent la garniture.

Bon à savoir

• *Les diabétiques sont instamment priés de ne pas manger les raisins.*

** Les quantités sont calculées pour une personne mesurant 1,70 m ayant un métier actif. Pour les adapter à votre cas, voir p. 190-191.*

Cuisses de poulet au raisin muscat et aux figues sèches

Pour 2 personnes

Préparation : 5 min

Cuisson : 30 min

INGRÉDIENTS

2 cuisses et hauts de cuisse de poulet fermier*

20 grains de raisin muscat

8 figues sèches

1/2 cuil. à café de graines de Sichuan

Sel, poivre

• Faire chauffer une sauteuse antiadhésive, y déposer les cuisses de poulet côté peau vers la surface de la sauteuse.
• Parsemer de graines de Sichuan, saler, poivrer, couvrir et laisser cuire 10 min.
• Au bout des 10 min, baisser le feu, retourner les cuisses de poulet, ajouter les figues et les grains de raisin, couvrir et laisser cuire à feu doux pendant au moins 30 min.

Accompagnement

Servir avec une purée de céleri.

Bon à savoir

• *Plus cela cuit longtemps, meilleur c'est, mais ne dépassez pas 45 min !*
• *Les diabétiques sont priés de ne pas manger les fruits.*

** Les quantités sont calculées pour une personne mesurant 1,70 m ayant un métier actif. Pour les adapter à votre cas, voir p. 190-191.*

Cuisses de poulet au cerfeuil et au cumin

Pour 2 personnes

Préparation : 25 min

Cuisson : 35 min

INGRÉDIENTS

2 cuisses et hauts de cuisse de poulet*

2 cuil. à soupe de vin blanc

4 branches de cerfeuil

1 cuil. à café de grains de cumin

Sel, poivre

• Faire chauffer une poêle antiadhésive à fond épais et couvercle en Pyrex et y déposer les deux cuisses de poulet côté peau.
• Couvrir, faire dorer à feu vif pendant 10 à 15 min, puis débarrasser sur une assiette.
• Enlever le gras de la sauteuse et essuyer celle-ci avec un papier absorbant puis la remettre à chauffer.
• Y redéposer les cuisses côté peau, les parsemer de cumin, saler, poivrer et déposer sur chacune une branche de cerfeuil.
• Retourner les cuisses, ajouter le vin blanc, couvrir la poêle et laisser cuire à feu moyen.
• Au bout de 30 min, réduire à feu doux et découvrir pendant 5 min pour que les vapeurs d'alcool s'évaporent.
• Servir sur deux assiettes chaudes.

Accompagnement

Servir avec des carottes au cumin (p. 295).

Bon à savoir

• *Le midi, on mettra deux cuisses et hauts de cuisse par personne, qu'on accompagnera de petites pommes de terre sautées aromatisées au cumin.*

* *Les quantités sont calculées pour une personne mesurant 1,70 m ayant un métier actif. Pour les adapter à votre cas, voir p. 190-191.*

Escalopes de veau forestières

Pour 2 personnes

Préparation : 15 min

Cuisson : 17 min

INGRÉDIENTS

- 2 escalopes de veau (400 g)*
- 175 g de champignons
- 15 g de beurre
- 1 échalote hachée
- 1 cuil. à soupe de concentré de tomate
- 4 cuil. à soupe de vin blanc sec
- 2 cuil. à soupe de bouillon de bœuf
- 1 cuil. à soupe de persil haché
- 1 cuil. à soupe et 1 cuil. à café d'huile de pépins de raisin
- Sel, poivre

• Dans une poêle à fond épais faire chauffer la cuil. à soupe d'huile et le beurre à feu vif.

• Y saisir les escalopes rapidement de chaque côté à feu vif puis baisser le feu, laisser cuire à feu très doux et les retourner dès que le sang perle à la surface.

• Cuire la deuxième face de la même façon, saler et poivrer.

• Débarrasser sur le plat de service et recouvrir d'un papier d'aluminium pour maintenir au chaud.

• Jeter les champignons émincés et l'échalote dans la poêle, ajouter la cuil. à café d'huile, faire revenir 4 à 5 min à feu vif puis ajouter le vin blanc.

• Laisser réduire 1 à 2 min, verser le bouillon et le concentré de tomate.

• Saler, poivrer et verser sur les escalopes, saupoudrer de persil.

Accompagnement

Les légumes du plat constituent la garniture.

Bon à savoir

• *Ce plat peut être servi le midi accompagné de coquillettes et en ajustant les proportions de viande par personne.*

* *Les quantités sont calculées pour une personne mesurant 1,70 m ayant un métier actif. Pour les adapter à votre cas,* *voir p. 190-191.*

Fonds d'artichauts

Pour 4 personnes

Préparation : 10 min

Cuisson : 30 min

INGRÉDIENTS

8 artichauts

1/2 citron (jus)

Sel

- Dans un grand faitout faire bouillir 4 à 5 l d'eau salée.
- Pendant ce temps, casser la queue des artichauts pour arracher le maximum de fils des fonds et retirer les feuilles dures du tour.
- Laver les artichauts en écartant les feuilles, couper le haut des feuilles.
- Quand l'eau bout y plonger les artichauts, ajouter le jus d'un 1/2 citron et laisser cuire 25 à 30 min.
- Quand ils sont cuits, les égoutter et ôter les feuilles, en veillant à ne pas abîmer les fonds, qu'on pourra manger avec une vinaigrette.
- Retirer les fonds et les disposer dans le plat de service.

Bon à savoir

- *On peut manger les fonds d'artichauts chauds en garniture ou froids accompagnés d'une vinaigrette.*
- *Ces légumes se mangent uniquement le soir à raison d'1 fond ou 2 par personne.*
- *Ne surtout pas augmenter la quantité pour calmer votre appétit.*

Les quantités sont calculées pour une personne mesurant 1,70 m ayant un métier actif. Pour les adapter à votre cas, *voir p. 191.*

Purée de céleri-rave aux pommes

Préparation : 15 min

Cuisson : 35 min

INGRÉDIENTS

1 céleri-rave

4 pommes

1 l de lait

1 cuil. à soupe de crème fraîche

• Éplucher le céleri et les pommes, couper le céleri en gros dés, déposer ceux-ci dans une casserole, les recouvrir de lait, saler et poivrer.

• Porter à ébullition et faire bouillir à petits bouillons.

• Pendant ce temps, couper les pommes en dés et les citronner légèrement afin qu'elles ne noircissent pas.

• Au bout de 20 min de cuisson du céleri, ajouter les dés de pomme et remettre à bouillir à petits bouillons.

• L'acidité des pommes va faire tourner le lait, ce qui est normal.

• Au bout de 15 min, sortir les cubes de pomme et de céleri à l'aide d'une écumoire et les passer au mixer avec la cuil. à soupe de crème.

• On obtiendra une purée aussi onctueuse que savoureuse.

• Ne pas oublier de goûter et de rectifier l'assaisonnement s'il y a lieu.

Bon à savoir

• De préférence pommes golden, cox orange ou reine des reinettes.

• Le lait ne servira qu'à la cuisson !

• On peut utiliser un moulin à légumes et ensuite incorporer à la purée une cuillerée à soupe de crème fraîche.

Les quantités sont calculées pour une personne mesurant 1,70 m ayant un métier actif. Pour les adapter à votre cas, *voir p. 191.*

Méli-mélo de chou romanesco et pommes en l'air à la gelée de cidre

Pour 2 personnes

Préparation : 10 min

Cuisson : 25 min

INGRÉDIENTS

1 pot de gelée de cidre

10 cl de crème fraîche

Piment de Cayenne

1 chou romanesco

3 pommes reine des reinettes

30 g de beurre demi-sel

Sel, poivre

- Détacher les bouquets du chou et les laver.
- Dans une casserole, mettre à bouillir de l'eau salée, et y plonger les bouquets de choux pendant 15 min en veillant à maintenir l'eau à petits bouillons.
- Puis les égoutter et les réserver sur une assiette.
- Éplucher les pommes, les couper en 4 puis couper chaque quartier en 3.
- Dans une poêle antiadhésive, faire fondre le beurre à feu modéré, y étaler les tranches de pomme sans qu'elles se chevauchent, les laisser dorer légèrement puis ajouter des bouquets de chou et retourner les tranches de pomme pour qu'elles soient dorées des deux côtés et bien moelleuses.
- Dans une petite casserole, faire fondre une grosse cuil. à soupe de gelée de cidre avec la crème fraîche, saler légèrement, poivrer et ajouter une pointe de couteau de piment de Cayenne.
- Au contact de la pomme, la crème va se mettre en grumeaux, ce qui est normal.
- On se servira de cette sauce pour napper largement le plat.

Bon à savoir

• Si l'aspect de la sauce ne vous plaît pas, la passer tout simplement au mixer.

• C'est un accompagnement du soir qui est déconseillé aux diabétiques et aux porteurs d'une hypercholestérolémie non équilibrée.

Les quantités sont calculées pour une personne mesurant 1,70 m ayant un métier actif. Pour les adapter à votre cas, *voir p. 191.*

Curry de courgettes

Pour 6 personnes

Préparation : 10 min

Cuisson : 45 min

INGRÉDIENTS

- 500 g de courgettes
- 1 kg de tomates épluchées et épépinées
- 3 oignons émincés
- 2 gousses d'ail
- 1 racine de gingembre de 8 cm râpée
- 1 pincée de coriandre en poudre
- 1 cuil. à café de cumin en poudre
- 1/2 cuil. à café de chili
- 5 cl d'eau
- Sel, poivre

• Laver les courgettes, couper les extrémités.

• Les couper en 2 dans le sens de la longueur et les émincer en tranches de 1 cm d'épaisseur.

• Dans une sauteuse, mettre les oignons émincés, les gousses d'ail débarrassées de leurs germes et pressées, le gingembre, la coriandre, le chili et le cumin.

• Mouiller avec 5 cl d'eau, mélanger et faire fondre à feu moyen environ 5 min.

• Ajouter les tomates, saler et poivrer, bien mélanger et faire cuire 15 min.

• Enfin ajouter les courgettes et cuire le tout pendant 25 min, toujours à feu moyen.

Bon à savoir

• Les courgettes accompagneront tous les plats du soir et pourront se manger chaudes ou froides.

Les quantités sont calculées pour une personne mesurant 1,70 m ayant un métier actif. Pour les adapter à votre cas, voir p. 191.

Endives au citron

Pour 2 personnes

Préparation : 10 min

Cuisson : 25 min

INGRÉDIENTS

2 endives

1/2 citron (zeste)

20 g de beurre

1 cuil. à café de sucre en poudre

Sel, poivre

- Ôter le zeste du 1/2 citron et le râper, puis extraire le jus du fruit.
- Couper les endives en rondelles d'environ 1 à 2 cm.
- Dans une sauteuse, mettre le beurre à fondre et, dès qu'il est chaud, y déposer les endives.
- Saler, poivrer, sucrer et parsemer avec le zeste du citron.
- Arroser le tout avec le jus et couvrir.
- Laisser cuire à feu moyen environ 25 min.

Accompagnement

Ce plat peut accompagner aussi bien des grillades de porc au citron que des poissons.

Les quantités sont calculées pour une personne mesurant 1,70 m ayant un métier actif. Pour les adapter à votre cas, *voir p. 191.*

Carottes aux petits raisins à la saveur d'orange

Pour 2 personnes

Préparation : 10 min

Cuisson : 15 min

INGRÉDIENTS

2 bols chinois de 25 cl de carottes

1 poignée de petits raisins secs

1/2 orange (zeste et jus)

Sel

• Éplucher les carottes et les couper en rondelles de 2 mm.
• Dans une casserole, faire bouillir de l'eau salée, y jeter dès l'ébullition les rondelles de carottes, les raisins secs, les zestes et le jus de la demi-orange.
• Laisser bouillir environ 12 min, puis goûter.
• La chair des carottes doit être tendre mais pas molle.

Bon à savoir

• Suivant la variété des carottes, le temps de cuisson peut être plus ou moins long.
• Les diabétiques éviteront ce plat d'accompagnement trop sucré pour eux.

Les quantités sont calculées pour une personne mesurant 1,70 m ayant un métier actif. Pour les adapter à votre cas, voir p. 191.

Carottes à l'orange et au cumin

Pour 2 personnes

Préparation : 10 min

Cuisson : 10 à 12 min

INGRÉDIENTS

5 belles carottes

1 cuil. à café de cumin

1 orange (zeste râpé et jus)

10 g de beurre

1 cuil. à soupe d'huile d'olive

- Éplucher les carottes en partant des feuilles jusqu'à la pointe.
- Les râper avec la grille à gros trous.
- Dans une sauteuse antiadhésive, faire fondre à feu vif l'huile et le beurre, puis ajouter les carottes râpées, le zeste d'orange et le cumin.
- Saler, poivrer, mélanger, puis baisser le feu et verser le jus d'orange.
- Couvrir et laisser à feu doux pendant 10 à 12 min.

Accompagnement

Ces carottes accompagneront avec bonheur toutes les viandes blanches.

Les quantités sont calculées pour une personne mesurant 1,70 m ayant un métier actif. Pour les adapter à votre cas, *voir p. 191.*

Carottes rissolées aux graines de Sichuan

Pour 2 personnes

Préparation : 5 min

Cuisson : 30 min

INGRÉDIENTS

5 carottes moyennes

20 g de beurre

Sel, poivre

1 cuil. à café de graines de Sichuan

- Éplucher les carottes et les couper en rondelles de 2 mm d'épaisseur.
- Dans une casserole, mettre à bouillir de l'eau salée, y plonger les carottes et maintenir à petits bouillons pendant 15 min.
- Dans une sauteuse, faire fondre le beurre et y parsemer quelques graines de Sichuan.
- Déposer les carottes et ajouter par-dessus le reste des graines.
- Couvrir et laisser cuire à feu doux pendant 10 min.
- Découvrir et faire rissoler à feu vif pendant 3 à 5 min.
- Servir aussitôt.

Accompagnement

Ces légumes seront un excellent accompagnement de cuisses de lapin en papillote à la moutarde.

Les quantités sont calculées pour une personne mesurant 1,70 m ayant un métier actif. Pour les adapter à votre cas, *voir p. 191.*

Carottes râpées au cumin

Pour 2 personnes

Préparation : 10 min

Cuisson : 15 min

INGRÉDIENTS

4 carottes

1 cuil. à soupe de cumin

1 cuil. à soupe d'huile d'olive

2 cuil. à soupe de bouillon de volaille

Sel, poivre

- Éplucher les carottes puis les râper sur une râpe à gros trous.
- Dans une poêle antiadhésive, faire chauffer l'huile d'olive, ajouter les carottes râpées.
- Saler, poivrer largement et saupoudrer avec le cumin.
- Ajouter le bouillon et laisser cuire 15 min.
- Servir dans deux petits bols chinois.

Bon à savoir

- *Les cuisinières astucieuses prépareront 50 cl de bouillon avec 1 cube de volaille mis à fondre dans 50 cl d'eau bouillante. Ce bouillon sera réparti ensuite dans un bac à glaçons laissé à refroidir puis mis au réfrigérateur, afin de réserver les glaçons pour un usage futur.*

1 glaçon de bouillon = 1 cuil. à soupe

Les quantités sont calculées pour une personne mesurant 1,70 m ayant un métier actif. Pour les adapter à votre cas, voir p. 191.

Salade verte à la vinaigrette de noix

Pour 2 personnes

Préparation : 15 min

INGRÉDIENTS

- 1 salade bien fraîche, laitue ou scarole
- 1 cuil. à soupe de vinaigre de noix
- 2 cuil. à soupe d'huile d'olive
- 1/4 d'échalote
- Sel, poivre

- Laver la salade.
- Éplucher et hacher l'échalote.
- Dans un saladier, mettre l'huile, le vinaigre de noix, l'échalote hachée, saler et poivrer.
- Ajouter la salade et la mélanger.

Bon à savoir

Si le goût de l'huile d'olive vous paraît trop prononcé, on peut la remplacer par de l'huile de pépins de raisin.

Les quantités sont calculées pour une personne mesurant 1,70 m ayant un métier actif. Pour les adapter à votre cas, *voir p. 191.*

Poêlée de champignons de Paris rosés à l'ail

Pour 2 personnes

Préparation : 10 min

Cuisson : 7 min

INGRÉDIENTS

- 2 bols chinois de 25 cl de champignons
- 1 échalote hachée
- 1/2 gousse d'ail
- 1 cuil. à soupe de persil plat haché
- 1 cuil. à soupe d'huile d'olive
- 10 g de beurre

• Éplucher les champignons, les laver rapidement dans de l'eau vinaigrée et les couper en morceaux.
• Dans une poêle, faire chauffer l'huile et le beurre, y faire fondre l'échalote puis ajouter les champignons, l'ail et la moitié du persil.
• Saler et poivrer.
• Quand les champignons ont rendu leur eau, saupoudrer du reste de persil.
• Servir aussitôt.

Les quantités sont calculées pour une personne mesurant 1,70 m ayant un métier actif. Pour les adapter à votre cas, *voir p. 191.*

Fricassée de girolles

Pour 2 personnes

Préparation : 15 min

Cuisson : 12 min

INGRÉDIENTS

- 10 cl de vin blanc sec
- 2 bols chinois de 25 cl de girolles
- 1 échalote hachée
- 1 cuil. à soupe de persil plat haché
- 6 brins de ciboulette ciselée
- 1 cuil. à soupe d'huile d'olive
- 10 g de beurre
- Sel, poivre

• Couper le bout terreux des girolles et le nettoyer à l'aide d'une brosse souple en ne les passant à l'eau que si elles sont très sales et ne surtout pas les laisser y séjourner.

• Dans une sauteuse, faire fondre le beurre, y faire sauter l'échalote hachée à feu vif, ajouter les champignons et les faire sauter pendant une minute.

• Saler, poivrer et baisser le feu.

• Verser le vin blanc et l'huile d'olive, couvrir et laisser frémir 10 min.

• Mettre dans des assiettes et parsemer de persil et de ciboulette.

Les quantités sont calculées pour une personne mesurant 1,70 m ayant un métier actif. Pour les adapter à votre cas, voir p. 191.

Champignons sautés

Pour 2 personnes

Préparation : 10 min

Cuisson : 8 à 10 min

INGRÉDIENTS

2 bols chinois de 25 cl de champignons de Paris rosés

1/2 gousse d'ail

1 échalote

1 cuil. à soupe d'huile d'olive

1 noix de beurre

Sel, poivre

- Éplucher et laver les champignons et les couper en lamelles, hacher l'échalote et la débarrasser de son germe.
- Dans une poêle antiadhésive, faire fondre le beurre avec l'huile d'olive et dès qu'il est fondu ajouter l'échalote hachée.
- Lorsque l'échalote est transparente, saler, poivrer, ajouter l'ail pressé et les champignons.
- Mettre à feu vif jusqu'à ce que les champignons aient rendu leur eau.
- Les champignons sont cuits à point quand la poêle est sèche.

Accompagnement

On accompagnera ce plat avec un poisson.

Bon à savoir

- *Ce plat peut accompagner une viande blanche le midi.*

Les quantités sont calculées pour une personne mesurant 1,70 m ayant un métier actif. Pour les adapter à votre cas, *voir p. 191.*

Salade de fenouil et de tomates

Pour 2 personnes

Préparation : 10 min

INGRÉDIENTS

6 tomates

1 bulbe de fenouil

3 cuil. à soupe d'huile d'olive

1 cuil. à soupe de vinaigre de xérès

1 cuil. à café de moutarde au basilic

Estragon

Sel, poivre

• Éplucher les tomates en les plongeant 2 min dans l'eau bouillante, les couper en gros dés.
• Éplucher le fenouil et le couper en dés.
• Dans un saladier, verser le vinaigre, saler, poivrer, ajouter la moutarde et l'estragon.
• Mélanger et verser l'huile tout en continuant à mélanger.
• Ajouter les tomates et le fenouil.
• Mélanger et servir.

Bon à savoir

• *Plonger les tomates 2 min dans l'eau bouillante permet de les débarrasser de leur peau avec une étonnante facilité.*

Les quantités sont calculées pour une personne mesurant 1,70 m ayant un métier actif. Pour les adapter à votre cas, voir p. 191.

Poireaux chauds à la vinaigrette de xérès

Pour 2 personnes

Préparation : 15 min

Cuisson : 30 min

INGRÉDIENTS

6 poireaux

1 cuil. à soupe de vinaigre de xérès

2 cuil. à soupe d'huile d'olive

Sel, poivre

• Éplucher les poireaux, les laver à l'eau tiède pour bien éliminer la terre.
• Remplir une grande casserole aux 2/3 d'eau et faire bouillir celle-ci.
• Dès que l'eau bout, saler, y plonger les poireaux et maintenir à ébullition pendant 30 min.
• Pendant que les poireaux cuisent, préparer dans un grand bol la vinaigrette en mettant dans l'ordre le sel, le poivre et le vinaigre. On laissera fondre le sel avant d'ajouter l'huile et de bien mélanger le tout.
• Sortir les poireaux et les égoutter soigneusement, les disposer dans deux assiettes chaudes avec le plat de viande et arroser le tout avec la vinaigrette.

Bon à savoir

• Si le goût assez fort de l'huile d'olive vous importune, prenez de l'huile de pépins de raisin.

Les quantités sont calculées pour une personne mesurant 1,70 m ayant un métier actif. Pour les adapter à votre cas, *voir p. 191.*

Pommes en l'air et blancs de poireaux rissolés

Pour 2 personnes

Préparation : 10 min

Cuisson : 40 min

INGRÉDIENTS

- 2 pommes reine des reinettes
- 4 poireaux
- 150 g de beurre

- Éplucher les poireaux.
- Faire bouillir une casserole d'eau salée, y plonger les poireaux épluchés.
- Dès que l'ébullition a repris, laisser bouillir à petits bouillons pendant 10 min.
- Sortir les poireaux, les égoutter, les laisser tiédir et couper le blanc en tronçons de 2 cm.
- Éplucher les pommes, les couper en quatre quartiers puis chacun en petites tranches.
- Dans une grande poêle antiadhésive, faire chauffer la moitié du beurre, déposer les poireaux au milieu, et disposer les tranches de pomme autour, poivrer et laisser cuire 15 min à feu très doux.
- Retourner les poireaux et les pommes, laisser cuire toujours à feu doux encore 15 min.

Accompagnement

Ce plat accompagnera des filets de poisson ou des blancs de volailles.

Bon à savoir

- *On réservera le vert pour une autre recette. Si ce plat accompagne des soles au curry, on saupoudrera légèrement les pommes de curry de Madras.*

• *L'assemblage d'une pomme et de 2 poireaux par personne ne gênera que les diabétiques insulino-dépendants.*

Les quantités sont calculées pour une personne mesurant 1,70 m ayant un métier actif. Pour les adapter à votre cas, voir p. 191.

Tomates à la provençale

Pour 2 personnes

Préparation : 10 min

Cuisson : 6 à 8 min

INGRÉDIENTS

- **4 tomates fermes**
- **2 cuil. à café de persil plat haché**
- **1 gousse d'ail**
- **1 cuil. à soupe d'huile d'olive**
- **Sel, poivre du moulin**

• Laver les tomates, les essuyer. Les couper en deux et les épépiner.

• Dans une poêle, faire chauffer l'huile d'olive. Quand elle est chaude, y déposer les tomates, le côté chair sur la poêle. Laisser dorer les tomates sur feu doux, puis les retourner.

• Saler, poivrer et parsemer de persil haché et d'ail écrasé.

• Faire chauffer encore quelques instants avant de servir.

Les quantités sont calculées pour une personne mesurant 1,70 m ayant un métier actif. Pour les adapter à votre cas, voir p. 191.

Tomates sur le gril

Pour 1 personne

Préparation : 5 min

Cuisson : 20 min

INGRÉDIENTS

2 tomates

Sel

- Choisir des tomates rondes très fermes.
- Bien huiler le gril.
- Les poser sur le gril côté tige vers les braises.
- Laisser cuire à feu modéré 15 à 20 min sans y toucher.
- Les retirer à l'aide d'une spatule pour ne pas les éclater.
- La cuisson les a rendues très fragiles.
- Les saler sur les assiettes.

Les quantités sont calculées pour une personne mesurant 1,70 m ayant un métier actif. Pour les adapter à votre cas, *voir p. 191.*

Topinambours tièdes à la vinaigrette

Pour 2 personnes

Préparation : 15 min

Cuisson : 20 min

INGRÉDIENTS

2 bols chinois de 25 cl de topinambours

1 cuil. à soupe de vinaigre

2 cuil. à soupe d'huile d'olive

1 saladier d'eau vinaigrée

1 cuil. à soupe de gros sel

1 casserole d'eau

Sel, poivre

• Dans une casserole mettre l'eau à bouillir, la saler quand l'ébullition est atteinte.

• Pendant ce temps, éplucher les topinambours à l'aide d'un couteau économe et les couper en morceaux réguliers en plongeant aussitôt chaque morceau épluché dans le saladier d'eau vinaigrée pour les empêcher de noircir.

• Sortir les morceaux de l'eau vinaigrée, les plonger dans l'eau bouillante et laisser bouillir à petits bouillons pendant 20 min.

• Préparer la vinaigrette dans un saladier en mélangeant l'huile d'olive, le vinaigre, le sel et le poivre.

• Au bout de 10 min, sortir les morceaux, les égoutter, les mettre dans le saladier et les mêler à la vinaigrette.

Bon à savoir

• *Le topinambour accompagnera une viande blanche chaude ou froide ou des œufs pochés au jambon le midi.*

• *On peut utiliser de l'eau citronnée à la place de l'eau vinaigrée.*

Les quantités sont calculées pour une personne mesurant 1,70 m ayant un métier actif. Pour les adapter à votre cas, *voir p. 191.*

Topinambours sautés

Pour 4 personnes

Préparation : 10 min

Cuisson : 30 min

INGRÉDIENTS

4 bols chinois de 25 cl de topinambours

1 cuil. à soupe d'huile d'olive

10 g de beurre

- Laver les topinambours.
- Les mettre à cuire dans une grande casserole d'eau salée comme des pommes de terre pendant 15 à 20 min à partir de l'ébullition.
- Les éplucher et les couper en dés.
- Dans une poêle, faire chauffer l'huile et le beurre et faire rissoler les dés de topinambours, saler et poivrer.

Accompagnement

Ces légumes accompagnent aussi bien les viandes que les poissons.

Les quantités sont calculées pour une personne mesurant 1,70 m ayant un métier actif. Pour les adapter à votre cas, *voir p. 191.*

Épilogue en attendant des lendemains gourmets

Avant de vous laisser relire et appliquer toutes nos recettes, je tiens à vous préciser que celles-ci sont la traduction au quotidien d'une véritable révolution dans l'alimentation classique, la *chrono-nutrition*.

Tout cela s'est réalisé grâce à la réunion de chercheurs et de scientifiques lassés de constater quotidiennement les méfaits de la diététique et ses effets pervers à long terme.

Je me dois d'ailleurs de remercier mon éditeur Albin Michel, qui a généreusement consenti à joindre en annexe dans chacun de nos ouvrages la composition et les coordonnées de l'IREN (Institut de recherche européen sur la nutrition) sans lequel je n'aurais pu faire valider et enseigner à d'autres professionnels de santé la *chrono-nutrition* et la *morpho-nutrition*.

Allez donc à la page suivante pour découvrir l'IREN, merci de le faire et... bon appétit à tous et à toutes !

IREN
INSTITUT DE RECHERCHE EUROPÉEN SUR LA NUTRITION

L'Institut a pour objet :

- L'étude expérimentale des aliments et de leurs effets thérapeutiques ou nocifs sur l'être humain.

- L'exploration des désordres biologiques créés par des carences, des excès ou des déviations alimentaires.

- Les études de recherches cliniques permettant le dépistage et la caractérisation des facteurs de risque liés aux anomalies nutritionnelles.

- Les études et les enquêtes épidémiologiques des problèmes de la nutrition sous leurs aspects psychologiques et thérapeutiques.

- La recherche et l'étude de la somatisation sur les comportements alimentaires.

- La recherche sur les médicaments susceptibles de contribuer à la maîtrise et à la correction des anomalies d'origine organique ou psychosomatique.

- La validation des protocoles d'examens cliniques qui permettent de pouvoir évaluer la nature et l'évolution des anomalies morphologiques.

L'origine de l'IREN

L'Institut est le résultat d'une complémentarité entre six personnes dont le trait de caractère commun est **l'esprit de recherche** et le trait d'union intellectuel la **nutrition**, chacune traçant sa voie dans une direction précise, mais les unes et les autres échangeant régulièrement entre elles les résultats de leurs découvertes et de leurs conclusions.

C'est ainsi que le professeur Rapin, chercheur en pharmacologie et directeur scientifique du Centre européen de bioprospective, permet en 1994 au docteur Delabos, médecin nutritionniste, d'expliquer scientifiquement son expérience clinique de la *Rééducation alimentaire naturelle*.

C'est également grâce au professeur Rapin que le docteur Curtay, nutrithérapeute, les rejoint, ainsi que le docteur Jamot, expert en gérontologie.

Amicalement sollicité, le docteur Simonin, épidémiologiste, accepte de s'impliquer dans la voie de recherches communes, et le docteur Tapiero, nutritionniste associé au docteur Delabos, vient compléter l'équipe en apportant son expérience de la communication.

Ainsi sera créé l'IREN en 1996.

Les buts de l'IREN

Les buts de l'Institut découlent en toute logique de ce qu'on a pu lire plus haut :

- Définir les bases scientifiques de la nutrition.

- Appliquer dans la vie quotidienne les résultats des découvertes sur la nutrition.

- Créer des nutriments susceptibles d'éviter le recours aux thérapeutiques chimiques.

• Apprécier l'évolution et le progrès de la nutrition grâce aux travaux effectués.

• Faire connaître auprès du grand public, des entreprises et des industries les bases et les définitions de la nutrition optimale suivant les âges et les conditions de vie.

• Ralentir le vieillissement.

L'organisation de l'IREN

L'organisation de l'Institut a été calquée sur ses buts et se définit en six départements dirigés par six membres fondateurs, le septième assurant la présidence de l'Institut.

– **Département de recherches pharmacologiques**	Pr Rapin
– **Département de recherches cliniques**	Dr Delabos
– **Département de nutrithérapie**	Dr Curtay
– **Département de gérontologie**	Dr Jamot
– **Département d'épidémiologie**	Dr Simonin
– **Département de recherches comportementales**	Dr Tapiero
– **Président de l'Institut**	Dr Caduc

Le Département de recherches cliniques est le pivot entre les recherches scientifiques de l'Institut et la vie au quotidien de ses adhérents. À ce titre, il gère trois services assurant la liaison entre les scientifiques et le public :

– **Service de consultations nutritionnelles** sous l'autorité du Dr Delabos ;

– **Service de soins physiques** dirigé par **M. Chertier, kinésithérapeute ;**

– **Service de nutrition appliquée** dirigé par **M. Le Patezour, cuisinier.**

La coordination interne et la communication externe de l'Institut sont assurées conjointement par **le Pr Rapin et le Dr Delabos.**

Table des recettes

Le petit déjeuner

Le déjeuner

Le goûter

Le dîner

Du même auteur

Mincir sur mesure grâce à la chrono-nutrition
Albin Michel, 1999

Mincir en beauté là où vous voulez grâce à la morpho-nutrition
Albin Michel, 2000

230 recettes gourmandes pour mincir sur mesure
Albin Michel, 2000

Composition réalisée par IGS-CP

Achevé d'imprimer en juin 2009 en Espagne par
Litografia Rosés S.A.
Gava (08850)

Dépôt légal 1ère publication : février 2008
Édition 02 – juin 2009
Librairie Generale Française – 31 rue de Fleurus – 75278 Paris Cedex 06

30/8438/1